北歐式健走

活動全身肌肉，開始

重拾肌耐力、改善行走能力，
比跑步不傷膝蓋，比走路燃燒更多熱量的全身運動

林士聘（士官長）——著

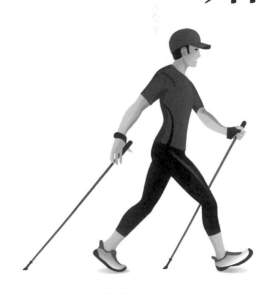

人生地圖上的嶄新風景

宋文琪（前臺北 101 董事長）

　　人生好比是一張地圖，你也許不能選擇從哪裡開始，但路上遇到的每一個人、經歷的每一件事、看到的每一場風景和做過的每一個決定，都會很大程度的決定你能到達的地點。旅途中一定會有風雨，必然會有挫折，但到達目的地，回首來時路，才恍然發現，原來經歷的一切都是安排、都有道理，也都是為了抵達這個目的地所做的鋪陳。

　　從士官長（林士聘）在書中對自己的成長、家庭、工作、學習等人生經歷所做的描述中，我們不難發現：他曲折的人生和走過的順境或逆境其實都指向了現在所投入的志業。這個志業除了能充分運用他數十年工作經驗中累積的做事方法和解決問題的能力，也發揮了他樂

於學習、勇於嘗試新事物的勇氣，更將他真誠、善良、積極、熱情、樂於助人的天性發揮到極致！書中沒有提到的是士官長對父母親的侍奉。雖然工作繁忙，他總是專程南下雲林親自載父母親到臺北就醫；母親喜歡喝兩杯，每次他回老家也總不忘張羅一桌子的菜陪母親小酌一番；返回臺北時也會帶些自家種的有機蔬果分享給大家。我想，他之所以能對課上的叔伯阿姨們如此盡心，應該是他孝順的天性和推己及人的愛心所致吧！

我於民國 101 年擔任政大 EMBA 校友會理事長時認識同是政大 EMBA 校友的士官長。校友會草創之初人力物力都很缺乏，完全靠學長姐們的熱心參與和無私服務才能順利推動會務。士官長是校友會最早成立的運動社團「九九社」（健康久久、快樂久久、長長久久）的核心成員。不但積極參與社團服務，同時也熱心指導、陪伴學長姐們參加各種馬拉松、登山健行與攀登百岳的活動；我就是其中的受惠者之一。

對於北歐式健走，一開始，我也有些誤解；總覺得

像我這樣的運動咖（登過百岳、跑過馬拉松、游過日月潭、上過戈壁、轉過西藏岡仁波齊神山、遊歷過世界七大洲）應該用不上健走杖！但隨著年紀漸長，加上自己和身邊好友，因為不同的意外受傷之後，我意識到必須未雨綢繆、加強鍛鍊自己的「身手」，於是便商請士官長特別為我們開了一個北歐式健走專班指導大家如何安全的健走與健身。也就是經過這樣的過程，我才了解，北歐式健走其實不會讓你看起來像拿著「枴杖」走路的「長輩」，反而會讓拿著健走杖「健走」的長輩抬頭挺胸看起來更像「年輕人」；不但更有信心、更有活力，而且能夠達到活絡全身筋骨、端正姿態、強化腿力、增強核心肌力的效果。北歐式健走在歐洲國家已經是時尚運動，步驟簡單易行。士官長在本書第三章裡對於執行步驟有詳細的說明，只要按表操課，很快就能上手，享受北歐式健走的樂趣與好處！

最近，我也介紹阿姨參加士官長的「大安社區大學北歐式健走班」。阿姨自從姨父過世之後便悶悶不樂，不願意出門，對自己的健康也沒有信心，家人都很擔心。

參加了士官長的健走班以後，阿姨不但認識了新朋友，也更願意走出戶外；不但心情變好，健康也有很大的進步。現在每週都很期待上士官長的北歐式健走課，也盼望很快能和班上同學一起帶著健走杖四處趴趴走！

每個人都會有從人生「主戰場」退下來的一天。但「老兵不死」，只要做好充分的準備，就一定會有意想不到的美麗風景在前面等著你！

祝福士官長即將成立的「飛熊 Fun 心運動協會」蓬勃發展！期待見證士官長譜寫的又一張精彩的人生地圖！

祝福林士聘學長！

走出更年輕、更健康的生活模式

夏韻芬（財經節目主持人、作家）

現在很多人都會把我列入運動咖，因為我健走、爬山、跑步，登過百岳也參加馬拉松比賽路跑，而這一切的開始跟北歐式健走以及本書作者林士聘有很大的關聯性。

其實早年認識我的人都知道，我不愛運動。小時候，升旗典禮只要致詞太久，我就會被同學抬到司令台下休息；體育課舉凡籃球、排球等項目常常需要補考；大學時候，我的體育課選修的是太極、劍舞、扇子舞，只要比劃一番總可過關，但是學校規定游泳課是必修，我記得當時是邊哭邊分段游完，才拿到畢業證書。人生上半場我總是力行能躺就不坐，能坐就不站，從不擔心自己由植物變成礦物。

幾年前一場大車禍，我的大腿股骨斷了。開刀住院近一個月，復健以及坐輪椅近半年，之後由四柱拐杖，一路進階到三柱枴杖、雙枴杖，到後來走路都必須要單手的手杖協助。一年過後，我已經慢慢可以走路了，卻發生之前植入的鋼釘斷裂，我再度經歷輪椅、拐杖的生活。前後五年的時間，我斷腿、再斷鋼釘、再開刀取出鋼釘，崩潰的人生，也讓我跟運動絕緣。近五年的時間，我只能在妹妹的照顧下，開始在醫院復健，偶爾也在家中附近散步，連快走、跑步都是不被允許的。

　　由不愛走路到不能走，又慢慢地學習走路，讓我知道移動的重要性，於是當我開始可以走路之後，我不停歇的復健，也在復健師的建議下，我找到很好的重訓、有氧以及瑜珈老師的協助，慢慢增強體力與肌力。

　　一個人走的孤獨，一群人卻是走的又快又遠又歡樂，我們一群好友跟著士官長先開始學習北歐式健走，因為我腿傷長期拿著手杖走路，總覺得自己是殘障人士，但是北歐式健走杖，正是我在國外看到的時尚健行

裝備。我在瑞士的時候，一對好心的德國老夫婦教我使用的方法，但是可能因為語言不通，或是我運動神經駑鈍，總是同手同腳，當時以為從此與這項運動無緣，沒想到在臺灣就能夠跟士官長學習，他取得多項教練認證，而且自己研究教學方法。從此，我跟其他好友在走路、登山、健行都能夠靈活運用單雙杖。

後來士官長在社區大學教授北歐式健走，受到很多人的喜愛，我常常聽他分享，許多擔心跌倒或是腿力不佳的人不敢跨出家門，不但減少社交空間，也讓生活圈萎縮，一直到學習了北歐式健走，他們不但走出家門，還開啟輕旅行，有母女一起參加，也有夫妻、鄰居、閨密結伴同行，大家走出戶外也走出更年輕、更健康的生活模式。

這一次，士官長把北歐式健走的學習要領、訓練技巧以及注意事項等一一為文敘述，並且增加真人示範，讓初學者可以輕鬆學習。書中也有很多加強行動能力的實例分享，經過練習之後可以增加自己的肌力與耐力，

成為健康趴趴走的快樂一族，不管上下階梯、坐捷運公車或是國內外旅行不會氣喘吁吁，而且快樂自在。

除了運動健身之外，本書還特別分享士官長如何在職場中因故退休，進而開啟運動人生的歷程，印證了一句諺語「當一個人走投無路的時候，要恭喜他，因為他即將就有突破了」。士官長在近耳順之年開創新的志業，對於想要開啟斜槓事業的人是很好的典範，希望大家可以把好書分享出去，加入北歐式健走行列，力行能走就不要坐臥躺的新生活。

推薦語
各界好評

方怡堯（ONWF 原創北歐式健走聯盟臺灣總教練）——

　　林士聘老師是芬蘭 ONWF 原創北歐式健走聯盟在臺灣首批認證的「金質教練」。士官長不但專精北歐式健走技術，並且擅長北歐式健走教學及活動辦理，更難得的是將其學習、推動北歐式健走運動的心得，悉心撰寫成為北歐式健走專業書籍。本書是學習北歐式健走必備的工具書，在此鄭重推薦。

王清峰（中華民國紅十字會會長）——

　　今年三月初兩位好友極力的推薦，我參加了士官長的北歐式健走，滿心歡喜接受訓練。

　　遺憾的是，「0403 花蓮大地震」使我忙上加忙，責任感害我經常缺課，最後乾脆輟學。但在這短短的學習過程中，我完全體會到士官長的熱忱、專業、敬業，讓每個學員都可以開心的學習，當然也收穫滿滿，自信又健康。歡迎大家多來學習，好好的安頓自己的身心。

林士懿（登山家、專業教練）——

　　金庸曾經提過，武功集各家之長的張無忌是他心中的武林第一高手。士官長林士聘悟性極高，登山、跑步、體適能訓練無一不通，並且不斷精進，持續研究姿勢跑法、北歐式健走，是我心中的張無忌。除此之外，他還善良敦厚，樂於助人，廣泛開設課程幫助大量學員走出一個新世界，找回健康和笑容。

　　正在看這段文字的你，我看你骨骼精奇、天賦異稟，是個百年難得一見的練武奇才，快收下這本武林秘笈，邁開北歐式健走的第一步吧！

洪雪珍（第二曲線學院創辦人、斜槓教練）——

　　在我教導過的斜槓學員中，士官長是讓我相當難忘的一位。他們班上人才濟濟，士官長則是一位溫暖的班長，跟創業一樣，做斜槓不容易，一個人必須打造成一個團隊，很多人上班下班兩頭燒，難免有遇挫折時。士官長會專程開車送上一杯星巴克，給同學打氣，非常溫暖人心，是眾多學生當中唯一會這麼做的人！

　　在士官長身上，我看到了激勵人心的領導特質，他的成功讓人毫不意外，因為他身上自帶光芒，這個光芒並非商業競爭所擦出的火花，更是來自人性的溫暖光輝。

許佐夫（多扶事業執行長）——

在我的服務機構中有堂課非常受歡迎，課堂上總是傳來笑聲和鼓勵的聲音，那就是林士聘老師（士官長）的「北歐式健走課」。

看到士官長出書，我感到非常開心且相當支持。他不僅是北歐式健走的「金質教練」，更把豐富的教學經驗撰寫成易學易懂的「健康寶典」，書中的動作都能促進身體健康，健走跨出的每一步也是對健康生活的承諾。作為長期投入銀髮無障礙服務的業者，我深知士官長的教學不僅是運動處方，更是活躍銀髮人生的關鍵。

劉冷紅（研華股份有限公司資深總監）——

2024 年五月為研華科技孝親感恩月，特別邀請士聘士官長為同仁及父母親規劃「北歐式健走」行程，大獲好評，尤其當同仁父母親臉上的笑容及滿口的讚嘆，更讓主辦部門倍感欣慰，研華科技也將陸續為同仁舉辦三十團「北歐式健走」行程。

真的很高興士聘士官長這麼結構化整理「北歐式健走」一書，並佐以清楚圖示，讓大家一書在手，可以不斷練習、不斷校準姿勢，真的非常推薦這本書，更推薦大家可參加士官長「北歐式健走」行程，因為健康有起步就會進步。

戴瑞宏（福容大飯店福隆駐店總經理）——

　　在我調任管理福隆福容大飯店後，就積極推廣「運動度假」的核心理念，期待客人在度假之餘也能從事各式戶外運動。新冠疫情即將解封之時，我認識了林士聘學長。他帶著學員到福隆進行兩天一夜的健走旅行，不僅從事戶外運動也能夠放鬆身心靈，達到運動度假的效果。

　　北歐式健走是一種不容易受傷，又能活動全身肌肉的時尚運動，團體學習的方式又相當有趣，能夠幫助許多人安全運動，保持健康。士聘學長出版新書和大家分享自己用心整理的北歐式健走技巧，是一件非常棒的事情。推薦大家一起齊步走，一起動起來，一起享受健康的生活。

羅于婷（臺北市大安社區大學校長）——

　　林士聘老師的「北歐式健走」是大安社大獨具特色課程。在此除了恭喜這門課已通過「臺師大非正規教育課程」認證，特別推薦也感謝林老師鉅細靡遺地分享他的教學內容與個人第三人生翻轉經驗，對大多數社大學員來說，無疑是一本提供運動處方與活躍人生的重要參考書。學員們上課時充滿笑容、愉悅交流的短影片，也讓行政團隊受到很大鼓舞，樂於協助拍攝本書。在此特別推薦這本武功祕笈，邀請大家一起活動全身肌肉，開始北歐式健走吧！

目錄

第一章
因北歐式健走改變的人生

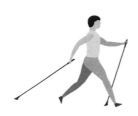

一、被保險耽誤的士官長

　　2021 年我從任職三十一年的保險業退休之後，成為帶領人們運動的「運動教練」，專門帶著學員在大安森林公園、中正紀念堂、雙北近郊、桃竹苗地區進行北歐式健走。許多朋友和學員都覺得我在轉職到運動休閒產業之後，整個人的氣色變得更好、心情也更加開朗，認為我在帶跑步、健走運動的時候比以前更有魅力，所以說我是「被保險耽誤的士官長」。

　　「士官長」之名是因為我個性嚴謹、做事按部就班，過去就讀政大經營管理碩士學程（EMBA）的時候，我

就像是一個嚴格的教練，帶領學長姐們跑步、登山，所以被他們這樣稱呼。直到現在我在社區大學、社團開設的北歐式健走班，也都加上「士官長」之名，帶領學員持續健行、發展運動人生。

從淡江大學風險管理與保險學系畢業之後，我就投入保險業，大部分職場生涯都在行政部門工作，曾經任職壽險核保、理賠、客戶服務、商品企劃、行銷企劃等部門，之後又在保費部、管理部、總經理特助等不同領域擔任管理工作，也曾外派接掌子公司業務。雖然多是在行政單位工作，但我的性格中具有業務特質，會做事、敢衝、不怕得罪人，也能夠帶領不同的團隊，長官可能是看中我這項特質，所以交給我許多工作。

長官交代新任務的時候，即使是自己不太懂的領域，只要整體方向是正確的，我就願意去嘗試、打拚。過去我曾被調到契約部（保險核保部門），當部門工作需要自己原本不具備的專業或資格時，我就會主動去上課學習、報考證照。隨著部門調動、工作變化，我發現

公司需要的是我去帶領部門，只要「帶領」這個特質是對的，專業技能不夠的地方就再補強，不然就派個專業的副手給我，而我的主要任務就是把這些夥伴帶好。到了這個時候，我發現自己骨子裡是個膽子大的人，接到任務就向前衝，遇到問題就面對它，找人才一起解決，需要什麼能力就來補足，即使面對的是一堵牆，我也會執著的用盡各種方法突破它。

有一次我被派到外地接任地區主管，到職半年後高層來電詢問我這段時間的所見所聞，我如實描述了自己看到的公司現況，包括基層人員的不專業、通訊處主管不符合總公司目標的表現，以及其他各種問題。之後長官詢問我該怎麼處理，我提出一些改造的建議，他思考了一下說：「那就照你的話去做。」於是我了解了長官的意思，除了針對基層人力進行改組，我還需要處理管理層的人事安排。在這過程中，我曾約談一位業務主管，因為他的工作目標及理念沒有辦法跟公司達成一致，有些做法甚至嚴重違紀，僅僅談話十分鐘之後我就果斷的將他開除，這樣的果決也給其他人留下了深刻的印象。

我的工作中常常要負責處理組織改造的任務，針對人力資源進行調整或改組，難免會得罪許多人，也消耗掉自己很多的精力。在一次次的改造過程中，曾經有人走到我的辦公室，哭著說經理你不要我了。我需要跟對方解釋，未來公司的方向即將要有巨大的改變，但他目前的能力沒有辦法勝任，並詢問他是否接受轉職或降薪，否則就只能離開公司。有一次我協助整批保險收費員提升專業技能，利用假日授課，協助近百人通過美國壽險管理師（LOMA）的初級認證，希望他們即使離開現在的崗位，也比其他收費員多了一個專業，更具有競爭力。在進行組織改造的任務時，我也需要培養一些管理人才，來接手部門改造後的營運工作，正因為我的工作職責是在短時間內完成改造，如果原本屬意的人能力跟不上，再加上不願意學習新技能，那麼我就需要另外找人進來填補人力需求。這種變動大、過程激烈的工作內容，不只讓我在職位、薪資上都有收穫，更重要的是給予我很高的成就感，我很享受這種拚搏的過程。

二、難捨舊愛但必須捨

　　轉職的念頭興起於我在五十多歲時所遭遇到的職涯挑戰。過去的老東家看重我的資歷，以及待過多個不同部門又都表現良好的歷練，希望我能回鍋擔任主管，並且在該單位進行組織改造，因此這份工作需要跟一直待在公司、已經相當有根基的主管競爭。由於我是中途離開又回來這家公司，而對方已經在多年的工作經歷中，累積了一定的資源跟人脈，儘管我自認自己非常適合這個職位，但競爭的過程相當艱辛，發生的許多情況也讓我難以招架。整個競爭的時間大約持續了一年多，過程中我遭遇到許多困難，包括不順利的合作、相處上的困

難，以及各種意見相左而產生的爭執，多次嘗試磨合都不成功，中間差點就要離開公司，最後我被調職到臺中，工作上既沒有太多權力，也很難有什麼實質表現，我甚至有很多閒暇時間開始研究起經書《菩提道次第廣論》，感悟到爭執並非好事。

這一年多來，當我在職場上遭遇各種掣肘跟困境時，我太太就一直用各種方式詢問，你還要再來一次同樣的經歷嗎？等到職務調動過了半年的時候，臺中的租屋合約即將到期，我必須決定是否繼續面對眼前的困境，儘管自己心中仍有鬥志，但太太藉著這個機會點醒我，身處在這樣的環境中我其實並不開心。當我心中還有各種考慮的時候，太太說我為家庭賺錢的責任已經告一段落，不需要再當家裡的提款機，加上四個孩子已經長大且各有所成，可以好好的思考自己想做的事。

她認為我的個性容易過度付出，常常會自己加碼鼓勵員工，或是更加拚命向前衝，需要別人幫我踩剎車。她認為我這種認真工作的性格，很容易在工作過程中耗

損身體健康。對她而言，我的健康才是最重要的，就算以前我登山、跑馬拉松，完成了戈壁挑戰賽，擁有強健的體魄，但是高強度的工作仍持續的在消耗我的腦力跟精力，加上年紀也不小了，實在不需要再困守在眼前的困境裡，所以她不同意我再繼續競爭下去。而且她觀察到這次我在工作上的進展並不順利，認為我再次碰到類似的問題，仍然沒有辦法施展抱負，又處處受限，與其繼續掙扎不如考慮退休吧。

過去我在多家公司歷經行政、行銷、企劃、業務等十一個不同部門的工作，工作內容就是不停的進行改造、改造、再改造。在進行組織改造的任務時，除了要提升自己的能力跟上組織轉型的需求，考慮到轉型後單位需要的專業素養，有時甚至要一口氣把部門原本的員工換掉三分之一，每次改造的過程都讓人遍體鱗傷。雖然核保、理賠都是我很喜歡的工作內容，如果情況允許我絕對不會輕易放棄，但這次回到原公司面對這個競爭，需要花費的時間可能又還要再兩、三年，甚至更久。到了這個年紀我還有必要繼續這樣的工作內容嗎？這是

我想要的方向嗎？如果我的年紀才三、四十歲，我想自己可以繼續在戰場衝撞，像是個在外拚搏的將軍，因為戰功赫赫不用怕得罪人。但如今我已經到了五十五歲的年紀，又要再來一次同樣的經歷。於是我不得不認真考慮，繼續奮戰下去的結果是我想要的嗎？

之後和公司人資進行會談，討論公司內部目前的情況，他們認為暫時還沒有辦法讓我調回到總公司，所以我就明白情況可能不如自己所期待的那麼樂觀。既然回不去總公司，對於分公司的情況也幫不上忙，我覺得自己沒有必要再這樣繼續下去。經過反覆的思考，更清楚體認到自己不想再繼續競爭，更不需要困守於這個戰場。所謂的工作是用專業和公司一起奮鬥，但工作並不是永遠不變的，無論最後走到多高的位置，終究還是需要退下來。我認為很多人在遇到這種狀況的時候，礙於職涯發展和薪資的積累，也不一定能夠順利想通、離開這個環境。這也促使我開始思考自己往後的人生路要怎麼走，經過一番衡量，加上太太的鼓勵與支持，於是我決定從公司退休。

離職前的這段時間，我經常感到懷疑與困惑，過去的努力與奮鬥是否都將在這個時候停下來？這些經歷在我生命中應該如何被評價？直到現在重新回顧過去那一段時間的困境，我認為它們都變成了自己生命中的養分，讓我在關鍵時刻有了轉身離開的勇氣，支持著我在運動休閒產業發展新的職涯，我可以再次肯定自己過去三十一年在工作上的努力，也很感謝當時的一切。

　　舊愛難捨但也必須捨棄，捨棄了舊愛才會有嶄新的可能，能夠順利的轉職、放棄原有的事業，都要感謝太太的支持。如果問到面對未知是否會有疑惑或擔心？我當然也和其他人有一樣的擔憂，但在這個關鍵時刻，我覺得最重要的是「信心」。信心的培養來自於過去經驗的累積，因為曾有過經驗所以能夠沉著不慌亂，也能找到嘗試前進的方向，因此我認為無論是理想、專業或是技能，只要是此刻自己覺得可以發展的項目，不妨都試一試，嘗試去做之後如果遇到問題，再進行調整就好。我的做事態度就是邊走邊調整，也不會因為擔心做錯就放棄嘗試，而是要經常提醒自己或許還有什麼部分沒有

想到，應該再試看看。這麼多的經驗讓我體悟到，這個世界是留給膽大的人。如果沒有勇氣大膽嘗試各種事物，人生怎麼會有其他可能？

經過多年的打拚，我在 2021 年年滿五十五歲的時候退休了。退休之後許先越學長曾經調侃我說：你這麼做真是浪費國家人才、社會資源，接受了這麼多的專業訓練、有了豐富的領導經驗，卻這麼年輕就離開保險行業。當時聽到學長這番激勵又帶著刺激意味的話，我心想自己一定要做個比上班族更有用的人。但平心而論，雖然我已經離開保險工作的第一線，卻沒有完全離開保險業，現在仍然擔任保險事業發展中心課程的講師，持續我的斜槓生活。

三、開啟人生的第二曲線

　　從自己的經驗出發，我相信很多中壯年上班族在他們的職涯中也會遇到這樣的瓶頸。根據我的觀察，在疫情期間許多正值中壯年的中高階人才都離開了職場，只是他們沒有說出來。疫情造成的職場驟變，加上自己無法適應，讓這些人必須早早退休。中壯年人在職場上所面臨的問題，包括不可能從年輕到老運用同一套工作哲學，加上也不確定能不能跟上年輕人的想法跟動作，即便自己有心想要學習也需要花費比其他人更多的時間，因為那不是自己熟悉或有興趣的領域。

能夠把自己的理想、興趣、技能、實際從事的工作，四者結合起來會是最完美的選項，也可以說是自己的天賦。但現實情況常常不是這樣，許多人面對的情況是儘管自己有理想、興趣卻被迫受現實限制而從事不相干的工作，等到了中壯年經濟負擔減輕之後，應該要回頭想想初衷的興趣，試著發展專業、興趣兼備的項目。確認如果要發展這個興趣的話，還缺乏什麼技能，然後趕快培養補強，以發展人生的第二曲線，而不要等到退休或鄰近退休之後才開始做。

　　我認為臺灣存在著太早退休的問題，五十五歲其實應該是要將工作經驗傳承下去的時候，正值中壯年的專業人士在這個時間退休真的是太早了，許多優秀的人力也因此沒能被好好的運用。而這些早早離開職場的人，還有大把的時間要度過，他們需要有事情做，以保持身心的健康，所以中壯年人的轉彎、轉職非常重要，為了做好後半段的職涯準備，即便還沒到中壯年也應該要先培養專業以外的興趣或技能。能夠將興趣轉化成專業，帶來穩定的經濟收入，並不是件簡單的事，但這是身為

知識工作者應該要學習的能力。因為總有一天，不管個人的職位、收入有多高，都必須要從現在的職場上退下來歸零。在四、五十歲中壯年的時候趕快開始發展人生的第二曲線，就是準備在中年或退休後順利開啟豐富的第三人生。

因為自己人生中的大轉彎，更讓我相信中壯年人一定要具備斜槓的能力。我們應該要鼓勵中壯年人不要花時間在哀怨上，在這個階段忙著前進都來不及了，哪有時間耗費在哀怨的情緒中，越哀怨只會讓自己越悲傷。現在最重要的事就是要培養自己、找出自己的興趣和天賦，找出自己缺乏的證照、專業技能以便加強補足，再來是找出商業模式，嘗試透過這項能力創造收入。讓自己在不同的階段都有事情做，如果這個興趣能夠轉換成專業技能帶來收入當然很好，即使沒有也沒有關係，至少自己也做得開心。

從年輕的時候開始，我就是個運動咖。尤其是在擔任憲兵的時候，每天早、晚要各跑五千公尺，這項要求

雖然嚴格但也讓我的身體底子變好。2007年，我很幸運的考取了政大EMBA，在社團、校友會和熱血的學長姐們一起舉辦跑步、爬山活動，廣結了許多善緣。

2010年我從政大EMBA畢業後，從事運動活動的時間就更多了，曾經非常狂熱跑步，一年內跑二十場馬拉松（全馬四十二公里）。2013年，我和政大的學長姐一同參加了匯聚兩岸商學院學員的戈壁挑戰賽（第八屆）。戈壁挑戰賽又被稱為「玄奘之路」，地點位於中國甘肅省瓜州，路程是徒步穿越一千三百年前玄奘西行的古道，是屬於分段多日的路跑耐力賽，跑者需要挑戰全長一百二十一公里（不同屆數，比賽距離可能略有差異），位於戈壁荒漠的路線，克服惡劣的氣候、地形，以及長距離路跑的身心壓力，這也是目前華語商學院最具商業價值的賽事。這一年的比賽，我們政大戈八團隊不僅順利完成挑戰，還在大陸選手平均年齡小我們十二歲的人員優勢下，拿到臺灣第一、兩岸第九的好成績。

在徵選政大參賽代表的過程中，我看到許多人因為

跑量太大或是肌力不足而受傷，因此有了警覺心。戈壁挑戰賽比較像越野跑，除了基本跑量外，也會強化不同訓練方式，例如：跑山路、田埂、碎石坡或沙灘培養及鍛鍊跑步技術。有一天我看到姿勢跑法（Pose Method）的書籍開始自學訓練，改變了自己的跑步姿勢後，感覺到不再那麼容易受傷。後續為了進一步學習正確且不受傷的跑步技術，也通過了「姿勢跑法」的研習與認證。

年輕的時候我曾經歷兩次徘徊在生死邊緣的事件，初入社會在上班的途中，我曾經在騎機車時遭遇車禍，被撞到公車的輪胎底下，差一點就被蓋上白布；另一次則是參加馬拉松比賽因為過度疲勞造成橫紋肌溶解症，被送入醫院救治。由於經歷過這兩次瀕死的經驗，讓我對生命有著強烈的體悟，對於名利看得比較淡薄，我相信人如果能夠好好運用自己的能力持續努力，一定能得到某些名與利，但是否需要懷抱很強烈的欲念，則要看每個人的個性和想法。

這些經驗讓我意識到，從事運動除了增強體能之

外，更要重視「運動風險」，我從早期帶領山訓活動及參加運動競賽的經驗中，我了解到休閒運動也有它的專業。如果想要獲取運動專業知識、技術，最直接的方法就是參加訓練並取得專業資格的認證。於是我陸續取得了紅十字會的相關基礎證照，並取得「體適能健身 B 級、C 級指導員」資格，逐步取得更進階的專業運動認證，成為運動指導員，一步步轉型成為如今的士官長。

四、斜槓中年第三人生

　　2013 年的戈壁挑戰賽結束之後，因緣際會下我兼任起政大 EMBA 校友會學姐社「Fun 心健跑團」的志工教練。校友會第二屆理事長是前臺北 101 董事長宋文琪學姐，她看我很喜歡到處爬山、健走，邀請我擔任跑步、爬山的指導員志工。那個時候，我們還組成「山訓小組」志工團，每個月都會舉辦訓練活動，除了平時的正職工作之外，假日我就轉身成為運動指導員、志工教練，一直帶隊服務校友會學長姐，持續了很多年，這是我比較早開始帶領其他人一起運動的經驗。

在準備斜槓的過程中，我也深深體會到過去的工作經歷，帶給自己多少能力與養分。工作除了帶來收入，能夠養家餬口，其中很重要的一點是讓自己保持忙碌，有事情做才能讓自己的身心維持在一定的水準上，雖然不見得是處於平衡的狀態，但至少意志不會消沉。我們常聽到有人在退休之後，因為生活沒有重心，不知道自己能做些什麼，身心狀態很快就變得低迷，所以我認為如果長時間處在不知道要做什麼事的閒散狀態，對一個人的健康來說並不是件好事。

由於過去累積的經歷和人脈，當我遇到職涯瓶頸的時候，有許多人願意伸手拉我一把，例如知名財經專家及節目主持人夏韻芬、佳音電台主持人彭蕙仙等，她們都是我轉職到運動休閒產業早期的推動力。當時我跟她們並沒有那麼熟識，但她們看到我的熱心和付出，於是主動想辦法提供幫助。在這段培養興趣、專業技能，規劃斜槓生活的過程中，我也報名了洪雪珍老師的「斜槓菁英班」，根據自己的體會，歸納出一份名為「斜槓ABC」的行動訣竅。

斜槓 ABC

A：Action Plan 工作計畫
B：Bussiness Model 商業模式
C：Coach 教練

....

「A」工作計畫：這是工作的基本，踏出第一步有了想法才會開始行動，最好能夠養成寫工作日誌的習慣，定時進行檢視和修正調整，相信自己並且堅持不要放棄。我在撰寫斜槓計畫的時候，會製作每週、每月、每季、半年度、年度的進度報告，內容包括經營臉書粉專、開班計畫、實質經濟效益、考取證照等內容，對紀錄的內容進行檢討、評估未來的發展，用來持續推進工作進度。

....

「B」商業模式：在培養自己的興趣時，務必記得商業模式，除非自己是完全不需要賺錢的志工，但即使是志工的運作模式也需要考慮到激勵和回報。記得洪老師在結業時對我的個人診斷分析，第一個建議就是「要勇敢收費！」一下子點出我的罩門。建立商業模式需要膽大心細，並且滾動式進行調

整。抱持「想要」的心情才能有結果，如果遭遇困境，也才知道要怎麼調整做法，往哪個方向前進，比如我想要開班教學，才會將自己所知的技能往授課的方向進行調整。

「C」教練：在訓練的道路上，我們需要教練的指引，才能少走冤枉路。教練能幫我看我的興趣、專長、需要做的事情，以旁觀的角度幫我進行診斷、找出盲點。但是在這邊，我指的不是他人的 Coach，而是「以教練的視野來 Coach 自己」。因為教練不可能二十四小時隨時盯著，只有自己能夠當自己的貼身教練，從教練的角度、視野出發，審視自己的所作所為，就能看得更遠，更清楚察覺到自己現在的樣子。很重要的一點是，不要抱著被害者心態，身陷在委屈、哀怨的泥沼中是沒有幫助的，要誠實面對、積極思考可能的出路。。

因為過去的這些經歷，我覺得自己能夠理解在這個階段退休、轉職、遇到職涯瓶頸的感受，所以希望透過各種方式（包括眼神、傾聽）將這些想法傳達給參與活動的學員、民眾。在參與健走課程中有些學員會跟我訴說自己遭遇的困難、身體的問題，我懂得他們遭遇的困境，鼓勵他們放下情緒並找到可能的解決之道，也會適時提醒他們，許多現在看似過不去的事，經過一段時間之後可能就會自然煙消雲散，不如好好運動、專注在當下，享受運動後的放鬆與愉悅感。

有學員問我怎麼好像都不會累、不會生氣，我覺得忙著前進、探索事物的樂趣都來不及，哪有時間去生氣，這種思考方式也為我的生活帶來正向的循環。

五、永不停止的愚人

要離開三十一年收入優渥的職涯，並非易事，收入中斷、生活重心失衡，我心中不只感覺到中年危機，其實也對生命的價值開始存疑。

2021 年離職之後，我在一個機緣下收到汐止社區大學劉渝生校長邀請，到社大開設「士官長北歐式健走」秋季班的課程，讓我在運動休閒產業踏出了第一步，有了基本的學生和收入。教學授課的過程中，我彙整了國內外北歐式健走的技術，並融入過去運動所學到的知識來教導學生，更深刻的感受到自己的興趣與天賦在於運

動教學，在深入了解這項工作的需求後進而取得更多證照，包括休閒運動指導員、樂齡運動指導員、北歐式健走銅、銀質認證，並在今年取得金質教練的資格。

到 2024 年四月底，正是我從職場退休屆滿三年的日子。這三年來，我持續關注以及參加訓練、研習課程，也陸續取得運動指導員認證，尤其是提升樂齡運動指導的專業能力，轉型為「運動指導員」。從汐止社大只有十三個人的第一堂課，經過兩年多的努力教學，加上學員間的口耳相傳，2024 年我在大安、文山、中山、汐止、中正五所社大，開設了七個健走班，每班都能在開課後迅速額滿。此外，我也在多扶社會企業的多扶學堂開課，或是擔任私人教練、舉辦北歐式健走活動。由惶惶不安到開創新志業的自信滿足，能夠有這樣人生和事業發展，其實超出了我自己的想像，內心也有許多感觸。

看到學員逐漸進步、充滿歡笑，身體也變得更健康，就是對我最大的肯定。另外一個收穫則是重新找到夫妻兩人的共同興趣。我喜歡爬山、跑步，我太太是個老師，

她喜歡跳舞，但音樂、韻律、舞步我都學不太來，跟著太太跳了兩期國標舞就暫停共同活動，但是如果是健走她就完全沒問題。現在她也會經常跟著我出門健走，也是我在社區大學開設的北歐式健走班的學員。每週我們至少有一次能夠一起出門健走，在大草皮上大步快走、快樂歡笑。這些經歷好像呼應了當年我參加戈壁挑戰賽時聽到的口號：「你的能量超乎你的想像！」

很幸運的，我在打算從工作職場退下來之時，遇到腳丫聚樂部黃淑鳳總經理，特別感謝她引領我認識健走杖，讓我踏進健走教練的領域。在「斜槓菁英班」接受洪雪珍老師為期一年的輔導，帶給我許多啟發和幫助。在發展新事業的期間，要特別感謝全國中小企業協會樂活聯誼會連若卉學姐、政大 EMBA 校友會榮譽理事長宋文琪學姐、中廣「理財生活通」主持人夏韻芬學姐、多扶企業許佐夫執行長、福容大飯店福隆駐店總經理戴瑞宏學長、林士懿教練以及 ONWF 臺灣區總教練方怡堯博士的大力支持，還有簡文仁治療師、郭健中醫師、輔仁大學事業長劉席瑋學長，以及許先越學長的鼓勵。因

為李瑞華老師和師母的鼓舞我找到屬於自己的天命，加上政大創業主管理精修班吳上財學長、葉春榮學長、呂嘉明學長、許順富學長、張深閔學長的愛護，以及政大EMBA的凌爾祥學姐、彭蕙仙學姐、鍾宜玲學姐、劉冷紅學姐與「Fun Run Taiwan」跑步旅行群組夥伴等學長姐的鼓舞，還有協助我帶領的北歐式健走課程通過臺師大非正規教育課程認證的大安社大羅于婷校長與行政團隊，以及各班學員的協助與愛護，我的健走教練生涯才能遍地開花燃燒起來。另外，也要感謝學員賴貞嬌、賴虹蓁擔任動作示範，為本書增色不少。

看到一群一群中壯年好朋友、學員們，跟著士官長上山、下海去健走、爬山、慢跑或唱歌的燦爛歡笑，我的生活有了重心、生命更有價值，畢竟健康快樂是所有人追求的幸福。感謝一路上諸多貴人的支持、協助與愛護，士官長開啟忙碌的第三人生，而且樂此不疲！

為了更進一步推廣樂齡休閒運動，我和跨越七個縣市的夥伴以「鼓勵民眾終身學習，推動多元休閒運動，

實踐健康生活型態，增進國民健康，發揮互利共榮的社會價值」為宗旨，在 2024 年二月分正式向內政部申請籌組全國性社團法人非營利組織「飛熊 Fun 心運動協會」。在籌備的過程中，小組成員除了忙著協會的工作事項，也集結了學員們在北歐式健走課程的運動影像。這種和大家合作完成一件事的感覺相當美好，也為這段時間的努力留下紀錄，也是北歐式健走帶給我的美好回憶。

2024 年是我第三人生的轉捩點，回首過去的人生經驗，我也相信這樣憨憨的做、不計名利的拚勁，能夠為更多人帶來幸福的感受！

第二章
開始北歐式健走的推廣之路

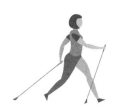

一、為什麼選擇北歐式健走？

　　在壯年的時候從工作崗位上退下來，決定以休閒運動教練作為後半段的人生目標，我也曾反覆考慮過要選擇哪一種運動作為工作項目。於是我回顧了過去的運動生涯，自己最主要從事的三種運動是跑步、登山，以及健走，其中最讓人難忘的是 2014 年參加三重全國馬拉松比賽引發橫紋肌溶解症送醫的經驗。

　　當時我才參加過前一年的玄奘之路戈壁挑戰賽，參加的政大戈八團隊不僅順利完成挑戰，也拿到了好成績，我整個人都沉浸在突破身體極限的追求中，持

續到北中南各地參加馬拉松賽事，完全無視身體需要休息和調節的狀況，過度狂熱的追求全馬破 4（意指在四小時內跑完一場四十二公里的全馬）的目標，完成之後甚至還想要打破三小時四十八分鐘的個人 PB（Personal Best，個人最佳成績）。我和許多運動競技者一樣，在經過大量鍛鍊之後，懷抱著膨脹的自信，自我感覺非常良好，於是力求突破身體的極限，再加上運動團體中鼓勵突破個人限制以及競爭的氛圍，我持續進行著高強度的練習、忽視身體訊號，隨之而來的結果就是受傷風險提高。

當年的三重全國馬拉松是在四月分舉辦，由於這個時節的氣候非常炎熱，因此也被戲稱為「烤肉馬」。為了提高成績，我在跑馬拉松的過程中除了要加快速度，也需要減少過程中的其他活動，例如喝水。我記得當天的天氣相當炎熱，專注於奔跑的我為了衝刺成績而拚命前進，儘管途中已經發生連續性的抽筋，但我還是沒有注意到自己的身體狀況，依靠意志力堅持不退出比賽，甚至很少進水站取水，直到比賽結束，雖然沒有打破

PB，我還是很高興自己取得了不錯的成績。比賽結束將要離開會場的時候，我突然感到暈眩，眼前一片漆黑，隨後就倒在地上，在兩位台積電慢跑社跑友的幫助下被送到醫院，然後被診斷出是橫紋肌溶解症。也直到我被送進醫院，家人才接到通知到醫院來看我。幸好在醫護人員的照顧下，只是住院了幾天我的身體情況就穩定下來，最後花了半年時間調養才順利痊癒，這個親身經驗讓我想起被忽略或忘記的初衷，從事運動的目的，是在促進健康，而不是要傷害身體。於是我開始意識到，除了培養自己的體能之外，更應該重視運動風險與安全的重要性。

有了這樣的體認，加上許多研究顯示，臺灣邁向高齡化社會的速度已經超過日本，針對占人口比例大多數的中壯年以上的族群，提升他們全身肢體的肌耐力，是促進身體新陳代謝的重要訓練。除了能夠延緩老化、增加國人健康餘命，還能降低國家健保醫療費用支出。在開啟嶄新人生事業時，考慮到已經身處中壯年階段的自己，加上對運動風險的關注，我認為比跑步不傷膝蓋，

比徒手走路更能燃燒脂肪的新時尚運動「北歐式健走」，是個很棒的休閒健身方法。

　　由於自己的經驗和對臺灣社會的觀察，我選擇以北歐式健走作為轉職的工作項目，第一個學生就是自己的太太，之後逐漸展開在雙北社區大學的健走教練生涯。教授的北歐式健走技術與國際北歐式健走聯盟（World Original Nordic Walking Federation，ONWF）研發的課程內容相近，再加上過去我帶登山、跑步所熟悉的暖身、伸展、關節操和肌耐力訓練，形成了「士官長的北歐式健走課」。

二、北歐式健走運動的起源

北歐式健走（Nordic Walking）是指「雙手使用有馬蹄型腳墊的健走杖，運用雙杖或單手交叉點地支撐後推以及行進間各項技巧，減輕膝蓋負擔並促進雙腳自然大步往前邁進，同時注重上下肢體自然擺動及肌肉律動」的一種鍛鍊肌耐力與平衡協調力的運動方式。

這項運動起源於芬蘭，從 1930 年代開始，就是滑雪選手在每年夏季停賽期間，運用雙杖來維持體能以及鍛鍊肌耐力的一種越野健走訓練方式。芬蘭 Viherlaakso 大學在 1968 至 1971 年間也將其列入運動學院的課程內

容。在臺灣北歐式健走學院出版的《北歐式健走全方位教學手冊》一書中，提到國際北歐式健走聯盟（ONWF）的創辦人 Marko Kantaneva 自 1994 年起開始參與研發、教學及培訓活動，並以這項運動作為論文主題，積極推動「北歐式健走」運動，後來陸續有許多不同運動背景的人加入推廣的行列。健走時所使用的健走杖也逐漸開始演進，不僅是杖身材質變輕、握把的形狀和材質得到改良；為了防止行進間健走杖發生脫落，而有了包覆式腕帶的設計；以及杖底的馬蹄型（鞋型）腳墊，形成現在常見的北歐式健走杖。相較於其他類型的杖，更適合一般民眾在健走、越野行進時使用。

由於不用花費太多的力氣，就能在減輕膝蓋壓力的情況下，運動到更多肌肉，進而達到增強肌肉、燃燒熱量、強化心肺功能及促進新陳代謝的功能，所以北歐式健走自 1990 年代起逐漸形成運動熱潮，這種結合當地民眾日常生活的健身方式，讓他們得以藉此鍛鍊身體，也成為歐洲國家的全民運動。

1997 年芬蘭雜誌《Latuja Polku》首次刊出文章，介紹「北歐式健走」這個持杖健走的運動，隨後這項運動從歐洲國家開始風靡全球，2000 年國際北歐式健走協會（International Nordic Walking Federation，INWF）在芬蘭成立，持續推動北歐式健走運動活動及訓練，在歐、美、日已演變成為一種結合「Lifestyle」的新型態運動。

　　北歐式健走大約在 2009 年引進臺灣，隨著各種體驗和推廣，可以看到越來越多人投入這項運動。雖然近年受到新冠疫情的影響，原有的運動風潮受到影響，但隨著疫情降溫，雙北的社區大學紛紛開辦北歐式健走班，許多政府機關、企業、非營利組織也舉行了健走體驗、健走旅行等活動，顯示出國內民眾對於北歐式健走的興趣，以及令人期待的發展趨勢。

三、北歐式健走的三個特點

（一）是中高強度以上的有氧運動

北歐式健走是在健走時使用雙杖，運用行進間的技巧將身體快速往前推進，進而活動到全身的肌肉群。相較於一般徒手走路，除了關節運動之外，能夠運動到更多的肌肉，尤其是上半身肌肉，屬於中高強度以上的有氧運動，能夠對身體帶來更多的「訓練」。

儘管許多人對於北歐式健走的運動強度抱有懷疑，然而健走運動可以配合個人的需求、身體的極限，加快

速度、跨大步伐以提高強度，是一項可以隨時調整強度的運動。《北歐式健走全方位指導與推廣手冊》也指出，根據一份北歐式健走的研究顯示，與普通行走相比，北歐式健走可以把行走速度平均提高 25%，因此做三十分鐘的北歐式健走，可能比平常步行走得更遠。一般在平地進行的北歐式健走屬於中強度，但從北歐式健走競技示範的影片中，可以看到健走運動的速度跟強度並不弱，只是這樣的強度比較適合四肢靈活的人進行鍛鍊，且至少具備能夠行走三十分鐘以上的行動力，而非身體過於虛弱或行動能力受限的人士；而在歐洲國家比較容易看到的北歐式健走競賽，例如 2024 年八月將在波蘭舉行的「北歐式健走世界盃」，其中二十一公里以上的競賽（路程包含平地及越野地形），就屬於高強度運動。

每分鐘 100 至 130 步可以達到中強度有氧運動，每分鐘 130 步以上可以達到高強度有氧運動。中強度步行每小時可走約 4.2 至 4.3 公里。

這種運動方式適合平地健走、山徑越野，或是藉助健走杖進行肌耐力訓練。在國外經常有機會看到人們持杖健走，或是進行越野競賽。一般進行休閒運動的人從事北歐式健走，主要活動內容包括「平地健走」及「藉助健走杖健身操」兩項訓練。在進行持杖「拉、點、推、放」的技術訓練過程中，從事運動者的脊柱會自然挺直、縮小腹、肩膀放鬆，雙手猶如鐘擺自然擺動、雙腳與健走杖輕觸地面點的金三角平衡力等效果。因為它著重增進上半身及下半身的肌肉肌耐力訓練，因此芬蘭國防部將它列入新兵訓練方法之一。

（二）比跑步不傷膝蓋，比走路燃燒更多熱量

跑步算是高強度運動，如果沒有學習到正確的跑步姿勢與技巧，光是勤奮的一直跑，可能會因為膝蓋長時間承受太大衝擊及壓力導致受傷，導致「跑者膝」──髂脛束症候群（ITBS），其症狀為膝蓋周邊疼痛。有時候也會產生足底筋膜炎，早上起床時一踩到地板，腳底

就傳來刺痛的感覺。

針對膝蓋退化或受傷後需要復健的患者，許多骨科醫師會推薦他們從事北歐式健走運動。究其原因就在於，北歐式健走藉由使用左右雙杖作為輔助，健走杖比腳先點地支撐以分散身體重量，同時減輕脊椎、下肢關節及腰部的負荷，這樣的動作能夠端正脊柱、活動全身肌肉群、增強全身肌耐力，減少肌肉流失，提高肢體穩定、協調與平衡。尤其是邁向中高齡容易有肌肉流失或者是膝蓋退化現象的人，很容易因為膝蓋疼痛就減少出門或走動，但經過指導正確使用雙杖，在減輕膝蓋疼痛的情況下進行肌耐力訓練，增加肌肉強度後，反而能夠保護住關節避免跌倒或受到傷害，增進運動效能。

此外，北歐式健走雖沒有達到跑步般氣喘吁吁的運動強度，但運動過程中能比徒手走路消耗更多熱量與脂肪達到促進新陳代謝的效果，有報導指出透過北歐式健走最高可增加燃燒 18％以上的熱量。對於身處忙碌生活模式的現代人來說，是一項能夠促進健康的時尚運動。

（三）上下肢體肌肉律動，增進運動效率

　　一般的徒手行走主要用到的是下半身的肌肉，搭配健走杖的北歐式健走能夠同時訓練肩部、手臂、核心肌群和背肌，使用到全身 80% 以上的肌肉。此外，在進行北歐式健走時，除了運動上下肢的肌肉，手腳和軀幹相互搭配的律動，還會牽動全身的肌肉一起動起來。包括肩膀的三角肌、手臂的肱二頭肌和肱三頭肌、背闊肌、胸大肌、臀大肌及腹肌等肌群，這些部分是平常走路時較少活動到的肌肉群。在循序漸進的鍛鍊過程中，練習用肌肉來帶動關節骨骼運動，同時鬆開緊繃的肌肉，舒緩肩頸之間的壓力，增進運動效率。

四、北歐式健走的運動效益

　　波蘭「華沙畢蘇斯基體育學院」（Józef Piłsudski University of Physical Education in Warsaw）曾經進行實驗，研究北歐式健走的運動效益，該研究報告指出。北歐式健走是全身性肌肉運動，在運動時不只使用到下肢，而是能夠運動到全身的肌肉，包括肩膀的三角肌、手臂的肱二頭肌和肱三頭肌、背闊肌、胸大肌以及腹肌等，平常徒手走路時較少活動到的肌肉。特別是習慣久坐、低頭滑手機的人，進行北歐式健走可以鬆開他們緊繃的肌肉，舒緩肩頸的壓力。

實驗的進行讓受試者進行每週二次各六十分鐘北歐式健走運動，結果發現這項運動有助於提升六十到七十五歲女性的肌耐力和肌力強度，受試者的肢體平衡協調力也有顯著提升。透過團體運動，受試者學習到各項正確技巧要領，並持續進行北歐式健走的訓練八到十三週後，在她們身上能夠明顯看到端正脊柱、舒緩肩頸、增強肌力、增進心肺功能、促進新陳代謝之效果，並且根據研究這項運動也能夠減緩膝蓋關節的壓力負擔，避免跌倒或運動傷害。

從參與實驗的女性身上可以看到，她們的腹肌強度平均提升 14.24%，柔軟度則提升 3.96%；坐姿體前彎的成績從平均 34.58 公分進步至平均 35.95 公分。針對這個部分若能加強「肌耐力訓練」及「關節柔軟度訓練」，將更能增強北歐式健走的運動效果。

該研究報告的內容指出，北歐式健走比徒手健走燃燒更多熱量、減輕雙膝壓力、全身肌肉骨骼鍛鍊，具體可彙整為以下五點：

（1）增加耗氧量及熱量消耗 20% 至 40%，提升心跳率 6% 以上。

（2）增強肌耐力、肌肉強度，降低肌肉流失，增強骨骼柔軟度。

（3）端正脊柱，促進頸、肩部、脊柱的活動力，釋放肌肉壓力，減輕肩頸疼痛。

（4）雙杖矯正不良走路姿勢，減輕下肢（尤其膝蓋）壓力，增加行走安全性，避免運動傷害。

（5）群體團練養成運動生活型態，促進新陳代謝與循環功能，提升正向心理感受、強健體魄。

除了運動能力之外，經過八到十三週的持續訓練後，參與實驗的女性脂蛋白、膽固醇、三酸甘油酯和 BMI（身體質量指數）數值明顯降低。隨著訓練強度提升，受試者有氧耐力提升 20%。有氧耐力提升，罹患慢性疾病機率將降低，且可以消耗更多熱量。另已有研究顯示，北歐式健走運動對糖尿病、心血管疾病和關節炎患者，具有改善的效果。

隨著北歐式健走的推廣，世界各地有越來越多人加入健走的行列，也有一些研究表明北歐式健走對於身心健康大有助益。根據韓國研究，北歐式健走除了對肌肉鍛鍊有幫助，也能改善睡眠、維持好心情。美國麻州大學阿默斯特分校研究也發現，使用健走杖能夠讓健走者的步伐跨大，並減低膝蓋遭受到的壓力，讓他們不用花費更大的力氣就能走得更長更遠，提高了他們的耐力。芬蘭針對長期使用電腦工作、頸椎及肩部有症狀的女性的研究也指出，她們在規律進行北歐式健走後，超過一半參與者的肩頸狀況獲得緩解，頸椎及胸腰椎的活動力也有明顯的改善。

五、北歐式健走杖介紹

（一）北歐式健走杖的結構

北歐式健走杖的主要結構包括「握把、腕帶、杖身、扣環、擋泥板及腳墊」。

1. **握把：**
   若屬於軟木材質，具有輕巧、防水、透氣、可壓縮等特性。

2. **腕帶：**
   有三角套環腕帶，可延伸手臂力量及支撐的反彈力、

推進力，腕帶標示區分左、右手。

3. **杖身：**

有碳纖維或鋁等輕量材質，杖身較輕巧，方便攜帶。

4. **扣環：**

用於固定，使用者可根據自己的身高調整健走杖高度。

5. **擋泥板：**

位置在杖尖、腳墊之上，在野外行走時避免健走杖陷入泥土中。

6. **腳墊：**

有馬蹄型或鞋型的斜面設計，提升後推反彈力及摩擦力，幫助身體前進。

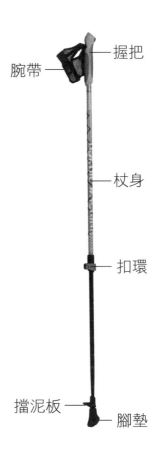

握把

腕帶

杖身

扣環

擋泥板

腳墊

（二）北歐式健走杖的使用

健走杖的高度調整

健走杖高度（杖身長度）＝身高 $\times$（0.63 - 0.68）

雙手握杖後，小指（第五指尾指）在肚臍高度的位置，大約是與他人握手的位置。初學者可以先調低些，雙手握杖位置大約在手肘與腰垂直後，再往下一公分左右，大約在肚臍高度的位置。學習熟練技巧後，準備跨大步時，可以將健走杖調高一到二公分。

如何繫腕帶、拿健走杖

使用三角腕帶時，須根據標示區分左、右手腕帶（「R」或 Right 代表右手、「L」或 Left 代表左手）。穿戴時先鬆開黏扣帶（魔鬼氈），大拇指往上穿過小洞口，其他四指穿過大洞，調整黏扣帶鬆緊度，不要過鬆或過緊，以手掌能舒適活動為原則。另外注意調整虎口位置的繫帶長度到適當鬆緊，如此就完成了腕帶的穿戴。

在平坦路面持杖健走時，並不是雙手一直緊握健走杖，而是將健走杖提拉往前，由食指、拇指及虎口輕握握把，小指及無名指（第五及第四指）叩住，中指呈現放鬆，整個杖身斜向內（斜向自己身體）。

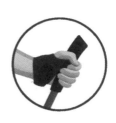

行進間的使用方法

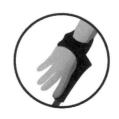

行進間腳墊鞋尖朝後（勿朝前），點地時要讓健走杖的腳墊先點地支撐以減輕膝蓋壓力，落點在兩腳中間偏外側區（前腳的腳跟與後腳的腳尖之間）。進行後推動作時，是虎口下壓腕帶往後，將身體推進往前。進行行進間「拉、點、推、放」技巧的「放」這個動作時，是將手指鬆開，讓反彈力可以順勢彈回，完成一次使力循環。手臂擺動過程採自然鐘擺，手肘需保持微彎勿僵直，以保持身體動作的彈性。

（三）北歐式健走杖的特點

北歐式健走杖、日式健走杖、輔助杖（枴杖）、登山杖的主要差別

	北歐式 健走杖	日式 健走杖	輔助杖 （枴杖）	登山杖
收納 長度	二折式： 80cm 三折式： 56cm	二折式： 80cm 三折式： 56cm	二折式： 62cm 四折式： 30cm	二節式： 72cm 三節式： 66cm
腕帶	有，三角形	有，隧道式	無腕帶	有，多為環狀
腳墊 形狀	斜面（馬蹄型或鞋型）	圓頭	圓頭	尖頭
左右 杖	使用雙杖，區分左手杖、右手杖	使用雙杖，區分左手杖、右手杖	一般使用單支杖	使用單支杖或雙杖（無分左右）
走法	手前擺後推手放開動作類滑雪，步幅自然大。	手肘呈九十度後拉撐地，輕握握把手不放開。	手前推撐地支撐手不放開。	手前推插地支撐手不放開。

	北歐式 健走杖	日式 健走杖	輔助杖 （枴杖）	登山杖
點地 位置	前腳跟及後腳尖之間偏外側	前腳尖之前	前腳尖之前	前腳尖之前
強度	中、高強度	中、低強度	低強度	中強度以上
功能	減輕膝蓋負擔，幫助支撐及保持平衡。斜面腳墊能提升後推反彈力及摩擦力，有助於身體前進。	減輕膝蓋負擔幫助支撐及保持平衡。平面腳墊能夠貼合地面，幫助行進間的穩定平衡，無須辨認腳墊方向。	減輕膝蓋負擔，幫助支撐身體。平面腳墊貼住地面，幫助行進間的穩定平衡。	減輕膝蓋負擔，幫助穩定、止滑。金屬尖頭插地，幫助持杖人在各種地形中保持平衡。

＊登山杖圓頭腳墊的作用是用於保護杖尖，上山在行進間使用時拔掉（尤其泥土、樹根路段），下山後沒在使用時再套回去。

北歐式健走杖的使用方式

登山杖和輔助杖的使用目的是為了保持身體穩定與支撐，一般行進時的觸地點，都是在雙腳腳尖的前方；

北歐式健走杖的觸地點則是在前腳跟及後腳尖之間偏外側，在行進間運用「拉、點、推、放」的技巧，雙手自然前擺並向後推（壓）腕帶的姿勢讓整體脊柱端正、縮小腹、肩膀放鬆、上半身微前傾，進而形成推動身體向前（體重的水平分力）的自然推進力。

使用健走杖與徒手走路的差別

徒手走路也是一項很棒的運動，只是行進間主要是使用到下半身的肌肉，上半身肌肉動得比較少。此外，徒手走路時膝蓋需要直接承受體重壓力，行走或站立時膝蓋需要承受一倍體重的重量，在爬樓梯、登山等非平路行走的過程中，膝蓋承受的重量甚至會到達體重的兩倍之多。

而在平地使用健走杖只要善用杖先點地的技巧，形成三點成一平面（體重由三個支撐點共同分攤負荷），或四點成一平面（體重由四個支撐點共同分攤負荷）的活動模式，就能將原本由膝蓋獨自負擔的重量，透過雙

杖的分擔轉變為三分之一到四分之一。此外，在上下階梯或緩坡時善用健走杖行進技巧，除了能夠支撐身體並減輕膝蓋受力外，同時也有利於行進的平穩，較不容易跌倒。

日式健走和北歐式健走的運動強度比較

日式健走運動改良自北歐式健走，是由日本醫師安藤邦彥看到患者的需求而研發，主要功能是輔助行走、維持正確的走路姿勢、避免跌倒。而北歐式健走除了減輕膝蓋負擔，幫助支撐及保持平衡外，還可以透過行進間技巧及肌肉律動，運動到全身 80% 以上肌肉。

根據一般體適能的心率強度區別，低強度健走一小時大約行進三到四公里，中強度快走一小時大約行進五到七公里。其中，日式健走屬於低強度運動，北歐式健走屬於中高強度運動。大家可以根據自己的生活需求、身體狀況、信心程度，多嘗試各種的課程體驗，但我認為如果要用健走運動來鍛鍊身體，運動時要流汗、微喘，

至少持續半小時以上，甚至運動完畢後有點疲累，才更能達到訓練效果。而中壯年人的每週運動累積的時間，要達到一百五十分鐘以上的中強度運動，才能讓生理達到運動效果。

登山杖可以取代北歐式健走杖嗎？

　　登山杖主要的功能是在爬山過程提供支撐、穩定、止滑的效果，使用時可以選擇用一支或兩支杖，杖底多為金屬材質。健走杖主要是在健走行進過程提供支撐穩定、協調功能外，必需使用左、右手雙杖均勻鍛鍊上半身肌肉及平衡全身，並產生向前推進的力量。北歐式健走杖的杖底是馬蹄型（鞋型）橡膠腳墊，杖底腳墊著地的落點在兩腳中間偏外側區，而產生推進及反彈力。健走杖與其他杖不同的獨特設計，是有著像手套一般的腕帶，主要功用是在後推時，讓人可充分放心的張開或放鬆手掌，以利用反彈力讓健走杖順勢彈回，使得向前推進的力量更有效率。若是在一般平坦路面（例如柏油路、水泥路），北歐式健走杖的橡膠馬蹄型腳墊比金屬尖頭

的登山杖更具有止滑、減少震動的效果，也不傷路面。

　　在上、下階梯或上、下緩坡時，使用健走杖及登山杖的重點與技巧是相同的。上坡杖要調短，下坡杖要調長以利支撐穩定，上下坡皆要先把杖點在前面（腳尖前面），上坡時身體脊柱稍往前傾，產生體重力量的向前水平分力；下坡時膝蓋微彎、骨盆稍蹲低，讓身體重心放低以平穩肢體、減少膝蓋衝擊，並且注意脊柱端正，勿前傾或後仰。

　　有些款式的登山杖，在出售時也會搭配販售健走杖的馬蹄型橡膠腳墊，有些則無；但登山杖通常沒有設計像手套式的腕帶，所以即使把登山杖套上符合規格的健走杖腳墊，如果要在行進間對其使用後推技巧，無法像運用有腕帶的健走杖時可以充分張開鬆手，讓反彈力迅速彈回，所以較無法發揮向前推進的力量。

第三章
北歐式健走實作示範

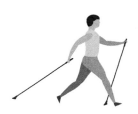

一開始推廣健走運動的時候，有許多人會帶著一些懷疑，走路還需要別人教嗎？有些人雖然覺得自己需要運動，但並不認為健走是一種運動。但後來讓這些人驚訝的是教人走路真的成為我的工作，也為許多人帶來幫助。我教授的北歐式健走不只有北歐式健走的正規知識，而是融入了自己所知的跑步、登山、走路的技巧，包括肌肉的律動、關節的使用等運動知識，形成自己的教學內容。

　　北歐式健走運動相當強調「端正脊柱、知覺平衡、強健肌肉、提升關節柔軟度」，主要的兩個活動內容是「平地健走」及「藉助健走杖健身操」，訓練過程中如果能夠加強對肌耐力及關節柔軟度的訓練，更能夠提升運動效果。

　　進行健走運動的前後可以搭配健走杖進行全身的伸展，特別要注意手臂跟腿部關節的柔軟度訓練，並注意

規律呼吸避免憋氣。藉由健走杖的推拉動作，可以增加肢體伸展的範圍和強度。透過健走杖的支撐力，可以加強肌耐力和平衡的訓練，參考後面的動作圖解，經由身體與健走杖動作的融合，讓全身獲得更好的訓練。

一、健走前持杖暖身操八式

頂、8、擺、弓、弓、彎、彎、踮

八個暖身動作分別是「頂天立地、左右划船8字操、腿部鐘擺、靜態弓箭步、動態弓箭步、靜態扶杖彎腰、動態扶杖彎腰、踮腳尖踮腳跟」。其中前四式「頂、8、擺、弓」屬於基本熱身動作，能夠伸展上肢、下肢及核心，叫醒肌肉、骨骼，如果只有短暫的運動時間（例如半小時內），這幾個暖身動作是不可省略的；後四式「弓、彎、彎、踮」則是稍微進階的熱身動作，配合健走杖保持穩定的姿勢，進行軀幹關節與肌肉的伸展。

在進行北歐式健走之前，請跟著下列的圖解進行完整的暖身運動，打開身體運作的開關。

1　頂天立地

1 兩腳平行與肩同寬（內側腳刀對齊肩膀外側），雙手橫握手杖，高度在肚臍與胸部之間，雙手握住健走杖的兩端，兩手虎口相向，手握位置於杖身之外（大約距離肩膀外側兩個拳頭距離）。吸氣後向上平舉，至肩同高。

2 量力繼續向上舉，雙膝微彎，雙手上舉過頭頂天吐氣，縮小腹、夾臀、肩膀放鬆，雙手肘微彎，踮腳尖，手臂微向外用力（右手往右、左手往左）以伸展上臂的肱三頭肌和肱二頭肌。

3 每次動作維持倒數 10 秒鐘，重複兩次。

4 動作熟練後，可增加重複次數至四次。

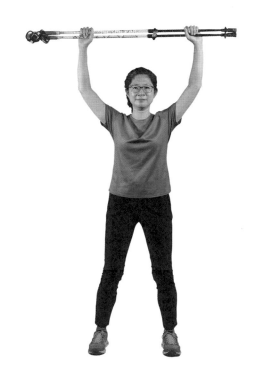

雙膝微彎、雙手臂微向外用力，伸展手臂肌肉。

2 左右划船「8」字操

1 兩腳平行與肩同寬（內側腳刀對齊肩膀外側），雙手握住健走杖的上下兩端，雙手握拳虎口相向位於杖身外端（肩膀外側兩個拳頭距離）。

2 舉起健走杖，由右上到左下、左上到右下的順序，在身體兩側做左右划船猶如橫向「8」字的動作。

3 反方向做同樣的動作。順序上先向左旋四圈（一個 8 字形為一圈），再右旋四圈。

4 上面手腕微微向外翻，進行動作時以穩定、順暢為主，不求快，勿過度用力以免拉傷。

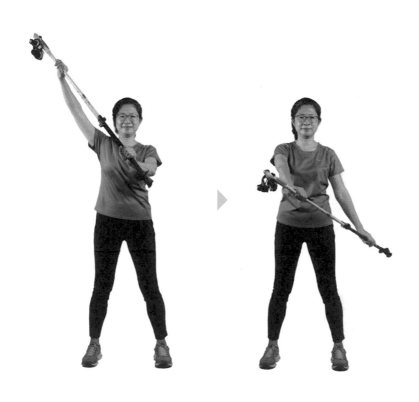

動作
重點

活絡肩膀關節及深層的胸腰背肌群，尤其是胸肌
及背闊肌。

3　腿部鐘擺

1　雙健走杖點地置於鞋尖前面與肩同寬,再往外側擴寬
　　兩個拳頭,單腳站立膝微彎,另一腳前後、左右擺動。

2　右腳站立,左腳抬起,左腳在不落地的情況下前後擺
　　動八次,接著左右擺動八次,完成動作。

3　四個方向都完成以後,換腳再做一次。

4　動作如自然鐘擺,腳往前擺動時將腳尖翹高,以伸展
　　比目魚肌,後擺時要鎖住核心勿晃動太大,以伸展核
　　心肌群。

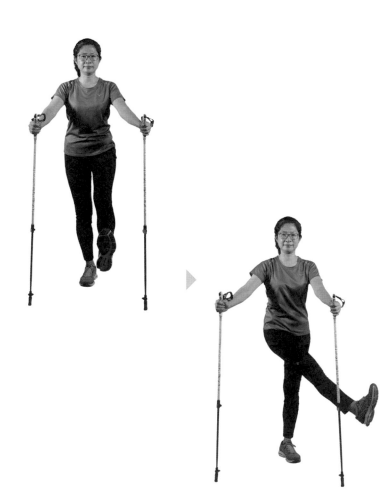

動作
重點
腰臀腿暖身動作，是以大肌肉帶動小肌肉，大骨頭帶動小骨頭。主要連動活絡腳踝、膝蓋、髖骨、股關節、下肢及核心肌群等。

4 靜態弓箭步

1 雙手持健走杖撐在鞋尖前方，雙杖落點位於兩腳板往外擴寬兩個拳頭的地方，雙腳成前弓後箭步伐（左弓右箭），後腿打直、腳跟貼地，兩腳板盡量平行站穩（順拉伸兩腿內側肌群），伸展阿基里斯腱。

2 先挺直脊柱，雙肩放輕鬆，吸氣肩上拉、吐氣肩放下，維持吐氣放鬆狀態。

3 隨著雙杖前推，將脊柱挺起並自然前傾大約 15 至 30度，雙手肘微彎。每個動作支撐倒數 10 秒鐘。

4 上述動作順序做兩次，完成之後，換腳再依序做兩次。

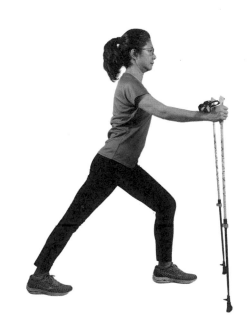

動作 重點	利用靜態的後腿打直、腳跟貼地、重心點下降的動作，來活絡股關節及下肢肌群。

5 動態弓箭步

1 踏出靜態弓箭步，左弓右箭，再將右後腿向前提膝，
  到腰的高度。

2 每次提膝到腰後維持 4 秒鐘，再稍用力後撐返回弓箭
  步（後腳跟貼地）維持 4 秒鐘。

3 重複四次，換腳再做一次。

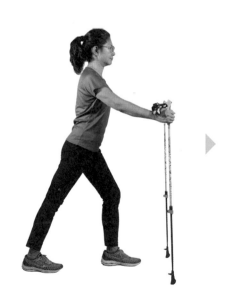

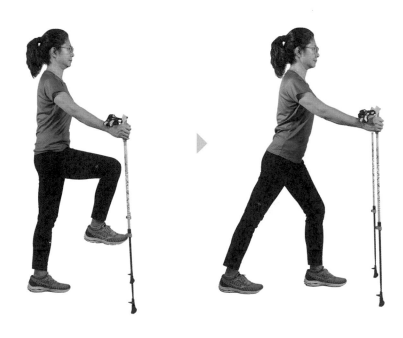

動作
重點　利用動態的前拉後踩，重心點上下移動，活絡股
關節及下肢肌群。

6 靜態扶杖彎腰

1 手臂伸直,雙健走杖點地置於鞋尖前面與肩同寬,再往外側擴寬兩個拳頭,吸氣後慢慢彎下腰吐氣,將手杖往前往外推移,吐氣後,繼續伸展背闊肌及豎脊肌。

2 手杖往兩側 45 度方向外移定住不動,整個頭放鬆下沉並把脊柱拉直。

3 頭抬高(下顎往前伸)、胸骨往前擴,但脊柱持平不動,根據自己的能力將重心微微向身體後移,吐氣將兩手無限往前伸展,臀部無限往後伸展,髖關節與上半身約成 90 度。

4 每次維持倒數 10 秒鐘,重複兩次。

5 動作熟練後,可增加重複次數至四次。

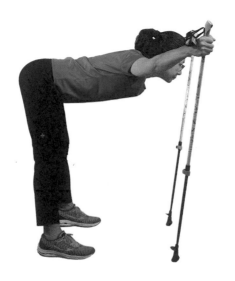

利用靜態的前拉後拉，重心點往後微微移動，活絡髖關節及背肌、臀大肌與下肢肌群。

7　動態扶杖彎腰

1　手臂伸直，雙健走杖點地置於鞋尖前面與肩同寬，再往外側擴寬兩個拳頭。

2　吸氣後慢慢彎下腰吐氣，將手杖往前往外推出，吐氣繼續伸展背闊肌及豎脊肌。

3　完成靜態持杖彎腰動作後，以雙杖為軸心，雙手肘向腋下內收似 W 狀姿勢，接下來再吐氣，胸骨往前往上推，雙手杖順勢內縮至腰後往前撐起，伸展三角肌、活絡胸肌與豎脊肌。

4　動作以手肘內收 W 狀、擴胸、微折腰完成一次循環，重覆做兩個循環。

5　續做相反方向兩個循環，持杖上半身先維持挺直，吸氣後雙手肘向腰部後方直直內收，雙手腕置於腰兩旁，健走杖支撐後吐氣，雙手杖由內往外側 45 度方向推出，再由外順勢內收類似畫圓圈，進行由外順勢內收動作的過程中要拱背，徹底伸展背闊肌、豎脊肌、三角肌、胸肌、內外脇肌。

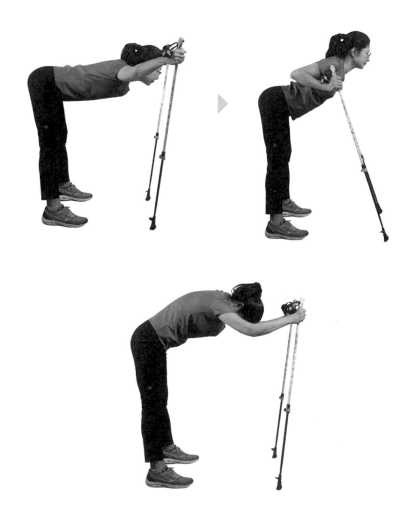

| 動作重點 | 利用向內收及外擴的動作，活絡軀幹及上肢的肌肉。 |

8 踮腳尖踮腳跟

1 兩腳平行與肩同寬（內側腳刀對齊肩膀外側），雙健
走杖點地置於鞋尖前面與肩同寬，再往外側擴寬兩個
拳頭。

2 雙腳板平行踩穩後吸氣，腳趾抓地、腳跟離地，縮小
腹、夾臀、肩膀放鬆，提氣將身體向上拉高，以伸展
小腿肌群，腳跟放下時輕輕著地。

3 每次動作脊柱向上挺直後支撐 10 秒鐘，進行兩次。

4 依照上述步驟將動作改為踮腳跟。一開始膝蓋先微
彎、吸氣，腳尖離地、腳跟著地，每次脊柱挺直後支
撐倒數 10 秒鐘進行兩次。

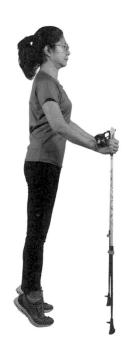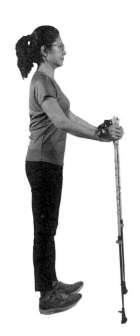

動作
重點　利用提氣將身體向上拉高，脊柱向上挺直，以伸
　　　展小腿肌群。

二、北歐式健走的行進要領與注意事項

　　北歐式健走在持左右雙杖運動時，會牽動全身的肌肉，是一種自然而然達到促進肌肉運動的好方法。其中包括頸部的斜方肌，肩膀的三角肌，手臂的肱三頭肌、肱二頭肌，胸部的胸大肌，腹部的腹直肌、腹內斜肌、腹外斜肌，背部的背闊肌，臀部的臀大肌，大腿的股四頭肌、腿後肌群，小腿肌群（脛骨前肌、腓腸肌、比目魚肌、阿基里斯腱）等。

　　這些肌肉在手腳配合的健走動作中，自然形成肌肉律動，不僅增加了活動度及平衡力，尤其加上持杖肌耐

力訓練，對於中壯年民眾提升肌耐力也能夠獲得一定強度的鍛鍊。

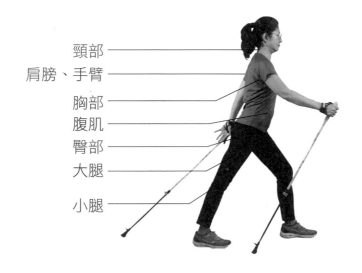

頸部
肩膀、手臂
胸部
腹肌
臀部
大腿
小腿

　　另一個影響健走運動效率的重要原因則是「柔軟度」。所謂柔軟度是指一個或多個關節可活動的最大範圍，以及肌腱與韌帶的伸展性，提升了柔軟度之後，能夠讓身體更協調、更容易活動，運動更有效率。在本節最後列舉了九式「簡易關節操」，可在健走前、中的階段，依照個人需求選擇需要加強的部位進行關節操，提升肢體柔軟度以促進北歐式健走的運動效率。

（一）北歐式健走的基礎要領

感受自身左右肢體協調度及體驗大肌肉帶小肌肉、大骨頭帶小骨頭。

1 雙杖先橫放背後腰際的位置，雙手肘緊扣住雙杖杖身練習行走。

2 察覺自己肢體是否有同手同腳問題。

3 脊柱挺直、肩及背肌帶動手臂前後自然擺動、收緊腹肌。

4 走路時脊柱挺直、肩放鬆自然擺動，由肩及背肌（大肌肉、大骨頭）帶動手臂（小肌肉、小骨頭）前後自然擺動。

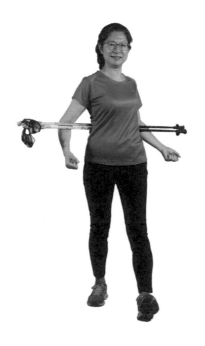

注意
事項　不同手同腳、挺胸並收緊核心肌群（腹肌）。

2 「修正─改善」

左腳右手、右腳左手，雙手臂自然鐘擺，由臀大肌帶動髖關節平衡律動雙腿往前。

1 雙手先不繫腕帶，輕握手杖握把，輕鬆置於臀部後方。

2 跟平常走路一樣，當作手杖不存在（不理它），拖著健走杖自然走路。

3 隨手臂自然鐘擺前後擺動，雙腿由臀大肌帶動髖關節平衡律動往前。

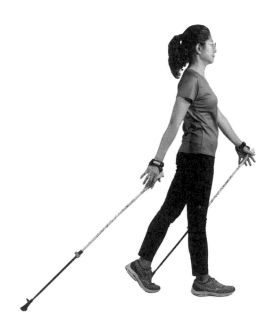

注意
事項 （1）走路方式是「左腳右手、右腳左手」。
（2）拖著健走杖走路微微支撐時，立即挺胸、
　　　收緊小腹（縮肛）、肩膀放鬆。

3　行進間：拉、點、推、放基本動作

　　持杖自然前拉、杖先點地、手掌虎口壓腕後推、過髖部後放、拉彈回來。

1　雙手區分左右手繫上腕帶，拇指穿小洞，四指穿大洞（新手先不繫腕帶，待熟練後再繫上腕帶）。

2　持手杖往前自然擺動前進，採不同手不同腳，讓三點形成一個三角形平面。

3　上拉杖至肚臍位置時，拇指與食指內側虎口輕握住握把，無名指及小指輕輕叩住握把（新手上拉杖至肚臍位置，熟練者上拉位置可以調高）。

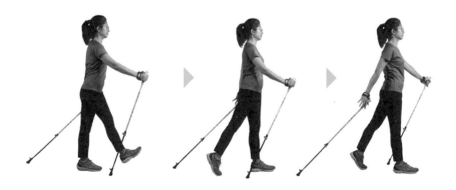

4 健走杖先點地支撐，點在前腳跟與後腳尖之間偏外側，前腳腳跟隨即先著地，後腳自然打直。

5 落地時透過手掌虎口壓住腕帶產生向後推力，雙杖腕帶後推過髖骨後推，立即放開手指（新手先練習手指微鬆），以自然反彈力量續前拉提至肚臍位置。繼續下一個基本動作「拉、點、推、放」的循環。

健走杖不要調太高。步伐不要太刻意跨大步，以免發生足底筋膜過勞之發炎問題。

注意事項

（1）走路方式是「左腳右手、右腳左手」，雙杖相當於另外兩隻腳。

（2）擺動手臂時，擺動到肚臍位置，輕握勿用力握住握把。

（3）健走杖落地的位置，在前腳跟與後腳尖之間偏外側。

（4）落地時以手掌透過壓腕帶產生向後推力，讓身體向前進，此刻身體重心已經往前，完成動能轉換。雙杖腕帶過髖骨後推，立即放開、張開手指，勿抓住握把，以讓反彈力彈回。

4　健走杖落點與自然擺動的機制

1　踏出左腳時，右手同時向前推進，讓右杖比左腳先點地。

2　腳墊落在前腳跟與後腳尖之間偏外側，點地瞬間支撐、往後推，脊柱挺直並微前傾（非向前彎），將體重之水平分力送往前，推挺脊柱順勢後推放開手，再藉由反彈力彈拉握杖後，順勢向前提至肚臍位置繼續往前。

3　持杖健走時，手臂放鬆如鐘擺般往後擺盪，手肘微彎，肩膀勿高聳。手杖前後自然擺動角度的範圍，往前小於 75 度及往後勿超過 45 度，產生輕鬆的慣性擺動。

> | 注意
事項 | （1）杖先點地才能減輕膝蓋壓力。
（2）杖落在前腳跟與後腳尖之間偏外側，避免阻礙前進。
（3）落杖後推點（腳墊）及雙腳（前腳跟與後腳尖之間）形成三點一面的金三角。
（4）做後推甩手的動作時，如果沒有繫上腕帶，就以食指、大拇指、虎口輕握握把，其餘手指放鬆。 |

5　加大步伐

　　雙手臂擺動幅度及步幅加大，脊柱挺直與身體微前傾（非向前彎）快步走。

1　加大手臂幅度及步幅，往後推杖手臂伸直，後臂與手杖成一直線提升後推力。

2　雙杖腕繫腕帶後推過髖骨後推，立即快速往後甩放開手指。

3　步幅加大係訓練之後的自然結果，非刻意跨大步。倘新手或肌力尚不足，先維持原步幅。

注意事項
（1）與前一步驟相同，注意腳墊落地的位置，以及金三角的形成。
（2）健走杖高度需因步幅變大而往上調高，可以調至肚臍上方。
（3）脊柱挺直、微前傾（非向前彎）15至30度，自然加大步伐，其中一手持杖往後推，手指鬆開。

重點整理

肌肉律動的注意事項

左腳向前帶動髖骨後之臀大肌，右手向前出力點在背闊肌（後背肌），藉助背闊肌及臀大肌交叉對扭，相反亦然，但中心軸（脊柱）維持挺直不變（縱使身體前傾創造速度），產生上下肢體肌肉的協調律動，找出適合自己的行進節奏，減輕骨骼及關節的負擔，提升運動效率。

口訣是

「左臀、右背」、「右臀、左背」

臀部：髖骨後之臀大肌

背部：背闊肌（後背肌）

行進間使用健走杖的要領「拉、點、推、放」

（1）拉（手臂上拉）

　　手臂藉著後推之反彈力上拉，上拉時拇指與食指間虎口夾住握把，無名指及小指輕叩扣住握把。

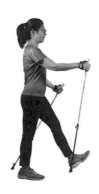

（2）點（腳墊落地）

　　健走杖腳墊落於前腳跟與後腳尖之間偏外側（初學者點在中間偏後）。

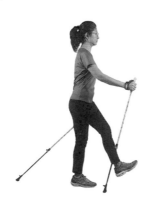

（3）推（虎口壓腕帶）

以手掌虎口透過壓腕帶產生向後推力，以反彈力前拉提至肚臍位置。

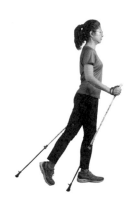

（4）放（放開手指）

後推讓杖過身放手，即瞬間輕放手指。隨後藉著後推之反彈力，迅速將手臂上拉，繼續「拉、點、推、放的動作。

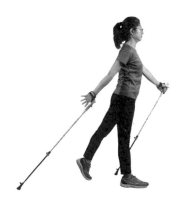

進行北歐式健走時的注意事項

（1）確實進行「拉、點、推、放」的基本動作。

（2）健走杖與雙腳之間金三角的位置，健走杖落點在前
　　　腳跟與後腳尖之間偏外側的位置，以免絆到後腳。

（3）雙杖往前係雙手臂平行，非外開而產生絆到他人的
　　　危險。

（4）杖先點地減輕膝蓋壓力、身體重心往前，走動的步
　　　伐輕鬆。

（5）協調練習：脊柱端正、手臂及腿交叉、背肌帶動手
　　　臂前後自然擺動。

（6）肌肉律動練習：收小腹、肩膀放鬆、雙臂自然鐘擺、
　　　臀大肌與背闊肌律動。

（7）持杖自然前進，手掌虎口透過向後壓腕帶讓身體向
　　　前推進。

（8）落杖後推時，身體挺胸、手壓腕帶、過身鬆手接受
　　　反彈力。

（9）在行進間進行的「呼吸調整練習」（鼻吸嘴吐），
　　　通常要在用力時吐氣。

（10）加大手臂擺動以及步幅、脊柱微微前傾（不是彎腰）讓體重產生水平分力幫助快速前進。

（11）任何運動都需要讓肌肉適當休息恢復，才能讓身體有更好的表現。

（二）雙杖滑雪健走

顧名思義，這個健走動作與滑雪時的身體姿勢相似，初期可用於練習持杖走路的手腳協調和節奏感；尤其在戶外健走或旅行遇到路面不平或路面溼滑的時候，可用來穩定和調整行進的步伐、節奏，喚起身體與大腦對健走動作的專注力。

由於健走動作類似滑雪姿勢，而有自然產生的手肘微彎現象，是符合行進間健走手肘微彎的技巧，它可適用於矯正行進間手肘過直或過於垂直僵硬的問題。

（1）雙手持杖往前拉升至肚臍位置，雙杖先點地，健走杖的落點位於兩腳板之間。

（2）確認馬蹄型腳墊尖頭朝向自己身體方向，雙手同時用力向下、向後推，杖身往內且斜向自己身體的方向，以推動身體往前進。

（3）行進間身體前進的力量，來自雙手後推健走杖的反作用力及上肢前傾的體重水平分力。

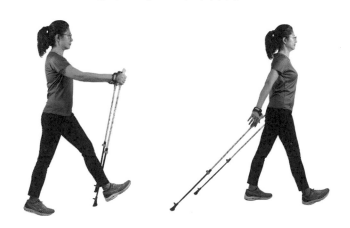

（三）上下坡技巧

（1）使用健走杖或登山杖，在進行上下階梯或緩坡的技巧大致相同。上坡時要將杖身調短，下坡時則要調長以利支撐穩定，如果坡度不大就無需特別調整（或是調整手腕往上或往下改變手握位置）。

（2）可以雙杖一前一後或雙杖同時點地的動作進行上下
　　坡健走。

（3）上坡口訣：**點、踩、蹬、脊柱前傾、杖調短**
　　健走杖先點地，前腳踩後腳蹬，接著健走杖往下壓
　　往後推，身體往前傾將重心往前往上移動，推動身
　　體向上移動。

（4）下坡口訣：**點、踩、蹲、脊柱端正、杖調長**
　　健走杖先點地，前腳踩膝蓋微彎，重心放低，全部
　　腳掌踩地，健走杖支撐，身體向下移動。

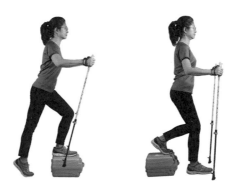

注意
事項　上下坡時，杖皆要先點前面，上坡身體脊柱稍往
　　前傾，產生體重力量的向上水平分力，下坡骨盆
　　稍蹲低、膝蓋微彎讓身體重心放低以平穩身體、
　　減少膝蓋衝擊。

（四）簡易關節操

　　關節柔軟度的提升也能夠提高北歐式健走的運動效率，以下列舉九式「簡易關節操」，依序鬆開手部、軀幹的關節，可依個人需求進行練習。

1. 單手翻掌抓指下壓

　　手掌張開朝上，另一隻手抓緊手指，手肘伸直將手指往下壓。

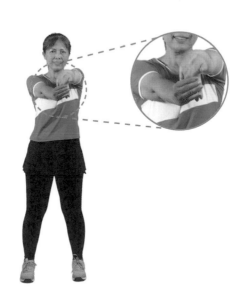

2. 雙手四指交叉翻掌朝上

雙手在胸前四指交叉，翻轉手掌朝上，手肘靠攏以伸展手指。

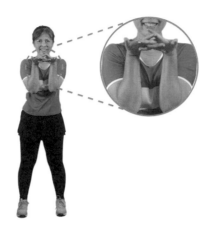

3. 雙手四指交叉翻掌朝外

雙手四指交叉，翻轉手掌朝外延伸，手臂打直。

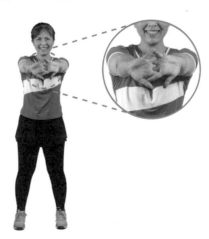

4. 祈禱式

雙手五指張開在胸前接觸，提起手臂打開兩肘，讓手指互相擠壓打開指關節。

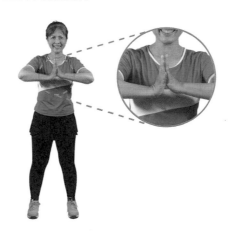

5. 反祈禱式

雙手放在後方腰椎，手指相互碰觸後合掌，向上移動到背部，猶如在後背做祈禱手勢。

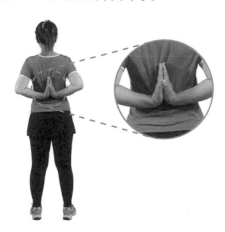

6. 五指交握內外翻轉

雙手在身體前方反向交握，手掌由外向內轉，盡量伸直手肘，雙手十指緊扣勿放開，再把手掌由內向外轉，伸直手肘。

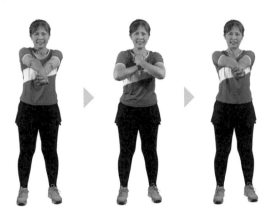

7. 背後五指交握

兩手在身後分別從上下方接觸、互相交握，左右手交換上下位置再做一次。

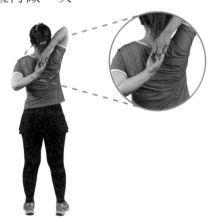

8. 弓箭步上下移動

雙腳站立成弓箭步，軀幹挺直雙手叉腰，重心上下移動。

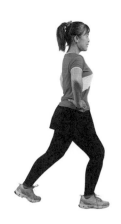

9. 左右側蹲

雙腳打開至兩個肩膀寬，身體重心先向左側移動下蹲，雙手交握向前伸直，再換邊移動重心向右蹲，雙手交握向前伸直，伸直腳的腳尖向上翹，另一隻腳的腳跟盡量貼地。移動中雙腳腳掌都要踩穩，保持重心穩定。

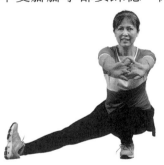

三、持杖肌耐力及平衡操八式

單、深、側、拉、比、橫、縱、踮

這八式包含「單腳站立、持杖深蹲、側抬腿、交互拉弓、比翼雙飛、橫向夾背肌、縱向夾背肌及踮腳尖踮腳跟（加強版）」。

健走杖除了作為健走時的支撐與輔助，也可以成為肌耐力訓練的好幫手。在前面講解北歐式健走的益處時，特別提到除了走路之外，如果能夠加強對肌耐力及關節柔軟度的訓練，更能夠發揮這項運動的功效，改善

運動者的健康狀態。以下這些持杖肌耐力操，除了作為北歐式健走訓練的搭配，平常也可以自主進行練習，尤其是單腳站立及持杖深蹲兩個鍛鍊動作，透過持續鍛鍊上下肢體及核心肌群的肌肉，不僅能有效提升健走的平衡與穩定度，也讓自己走得更久、走得更遠。

1 單腳站立

1 雙健走杖點地置於鞋尖前面與肩同寬，再往外側擴寬兩個拳頭，輕握直立的健走杖，一腳懸空，單腳站立支撐，支撐腳膝蓋微彎（以慣用腳優先站立）。

2 將懸空腳同側杖舉高離地，支撐倒數 15 秒鐘；接著將支撐腳同側杖舉高離地倒數 15 秒。

3 若已訓練一段期間具有相當地平衡穩定度，則可以嘗試在單腳站立雙杖離地後，雙手外旋、內旋、向上向下、雙手水平持杖後下蹲，再前後擺動之進階單腳站立動作。

4 完成上述動作後，換腳再做一次，左右腳各一次為一組，共做兩組動作。

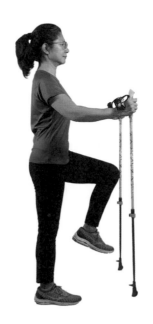

剛開始練習，依個人體能情形可以先進行 10 秒
或甚至更短的時間，循序漸進、逐步拉長時間。
根據日本研究能連續單腳站立超過一分鐘以上，
即會產生促進新陳代謝之正向生理反應。在練習
進階單腳站立的動作之前，可以先練習在動態不
平衡下，健走杖先撐地、雙腳踩地以及臀部與重
心放低的動作，以預防跌倒。

2　持杖深蹲

1　雙健走杖點地置於鞋尖前面與肩同寬，再往外側寬一個拳頭，雙手輕握直立的健走杖。雙腳打開平行站立，內側腳刀與外側肩膀同寬。

2　吸氣脊柱拉直，緩緩吐氣臀部往後，膝蓋勿超過鞋尖。

3　吐氣臀部往後時，身體重心放低往下緩蹲持續吐氣，上半身挺胸（前傾約30至45度）、收下顎、肩膀放鬆。

4　雙手與杖身垂直撐地，配合上述動作將鍛鍊到臀大肌及股四頭肌。

5　每次支撐倒數 15 秒鐘，進行兩次。

6　動作熟練後，可適當增加次數。

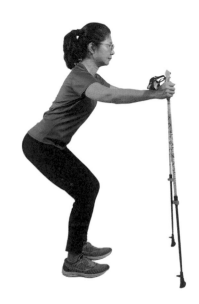

貼心提醒 持杖半蹲這個動作在姿勢正確（膝蓋不超過鞋尖）的情況下是相當安全的，且能訓練到平常較難訓練的臀大肌。若膝蓋超過鞋尖，將造成膝蓋負擔增加。過程收小腹、肩膀放鬆，將同時練到腹肌，上半身挺起勿趴下。

3　側抬腿

1　雙健走杖點地置於鞋尖前面與肩同寬，再往外側擴寬兩個拳頭，握住直立的健走杖，一腳抬高，單腳站立支撐，支撐腳膝蓋微彎（以慣用腳優先站立）。

2　吸氣後一腳抬高由髖關節帶動懸空腳，懸空腳提膝到腰後，由內側向外側轉動，吐氣後脊柱往上拉直定點支撐倒數 15 秒鐘（自然呼吸）後，再由外側向內側轉回。

3　懸空腳放下休息 5 秒鐘後，同樣動作再做一次。

4　完成兩次動作後，換腳做兩次。

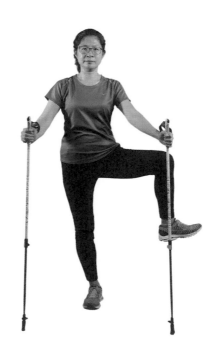

側抬腿所動到的肌群是一般人較少使用到的部
位，所以會有腿內側肌群肌肉痠的反應，宜採循
序漸進法，不求多次，若非劇痛係屬於正常反應，
三至五天即自動恢復。

4　雙杖交互拉弓

1 雙健走杖點地置於鞋尖前面與肩同寬，再往外側寬兩個拳頭，握住直立的健走杖，雙腳前弓後箭（慣用腳為前弓）。

2 雙手臂由肩膀肌肉與骨骼帶動，身體微前傾 15 至 30 度，先採不同手不同腳，雙杖一前一後交互拉弓撐住倒數 15 秒鐘。

3 雙腳不動採同手同腳，雙杖一前一後交互拉弓撐住倒數 15 秒鐘，完成一個循環。

4 換腳進行上述前弓後箭的交互拉弓動作，再做一次。

5 動作熟練後，可適當增加次數。

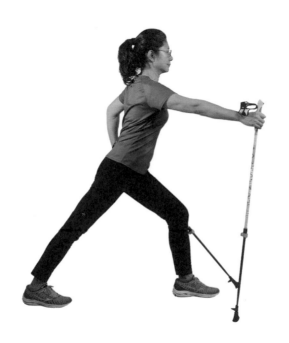

貼心
提醒　採不同手不同腳交互拉弓時，前手無限往前伸拉，後手無限往後推拉。採同手同腳交互拉弓時，前手無限往前伸拉，後手後推至腰即停住。

5　比翼雙飛

1　雙健走杖點地置於鞋尖前面與肩同寬，再往外側寬兩個拳頭，握住直立的健走杖，一腳支撐、一腳往後伸直微拉高 30 至 40 度，單腳站立，支撐腳膝蓋微彎。

2　將懸空腳同側杖舉高離地，支撐倒數 10 秒鐘；接著將支撐腳同側杖舉高離地倒數 10 秒。

3　若已鍛鍊一段時間具有相當平衡穩定度，則可以嘗試在雙杖離地後，雙手外旋、內旋、向上向下、雙手水平持杖後下蹲，再前後擺動之進階版比翼雙飛動作。

4　完成上述動作後，換腳再做一次，左右腳各一次為一組，視個人情況可做兩組。

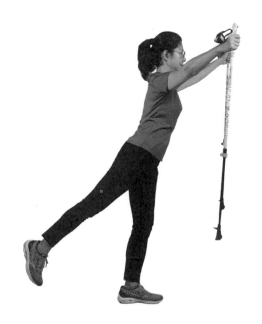

貼心 提醒	此項動作包含平衡力、穩定度與肌耐力的訓練。初學者剛開時依個人體能情形，可以在能夠完成 15 秒的單腳站立後，再開始鍛鍊此項動作，並且循序漸進、量力而為。在練習此項動作前，先練習在動態不平衡下，健走杖先撐地、雙腳踩地及臀部與重心放低的動作，以預防跌倒。

6　橫向夾背肌

1 雙杖先橫放背後腰際，雙手於背後，掌心向後、虎口相向並握住雙杖。

2 雙手掌握住雙杖杖身的位置在腰部往外至少兩個拳頭寬度，雙膝微彎。

3 吸氣擴胸後，上半身前傾 30 度彎腰，吐氣手臂往上舉胸骨往前擴，抬頭（下顎骨往前推），雙手緊握左右手橫向互拉，使力往內夾緊兩側背肌及豎直肌。

4 每次維持 15 秒鐘，進行兩次。

5 動作熟練後，可適當增加次數。。

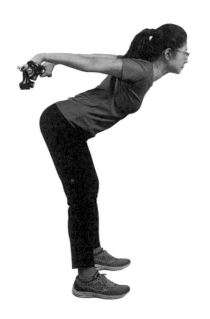

貼心提醒　此項動作對於改善駝背相當有感。在練習這個動作時，頭部動作是下顎骨往前推時，會自然的產生抬頭現象，擴胸後的上半身前傾 30 度內即可，不宜再前傾至 60 度甚至 90 度。

7　縱向夾背肌

---

1 兩腳張開平行與肩同寬（內側腳刀對肩膀外側），健走杖置於背後與脊柱筆直，慣用手擺上方握住杖身，上方手腕虎口向下置於頭部後方，下方手腕虎口向上置於腰部位。

2 利用左右上臂，上下縱向互拉撐住，增強手臂肌群、擴胸及平衡運動。

3 每次動作維持倒數 15 秒鐘，進行兩次，上下換手再做兩次。

4 動作熟練後，可適當增加次數。

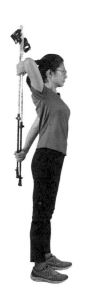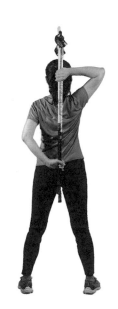

貼心
提醒 | 注意上下手虎口相向及位置，上下互拉後撐住不動，採自然呼吸不憋氣，手肘可以量力再往外推、往上拉一點點，以微麻的感覺即可，切勿太大力互拉至痛甚至受傷。

8　踮腳尖踮腳跟（加強版）

1　兩腳平行與肩同寬（內側腳刀對肩膀外側），雙健走杖點地置於鞋尖前面與肩同寬，再往外側寬一個拳頭的位置。

2　雙腳板平行踩穩後吸氣，腳趾抓地，腳跟及趾跟依序離地，保持姿勢倒數 20 秒自然呼吸。

3　縮小腹、夾臀、肩膀放鬆，提氣將身體向上拉高，以鍛鍊小腿肌群，腳跟放下時輕輕著地。

4　每次動作時脊柱向上挺直之後支撐倒數 20 秒鐘，進行兩次。

5　依照上述步驟將動作改為踮腳跟，一開始膝蓋先微彎、吸氣，腳尖及趾依序離地，腳跟著地，每次脊柱挺直後支撐倒數 20 秒鐘進行兩次。

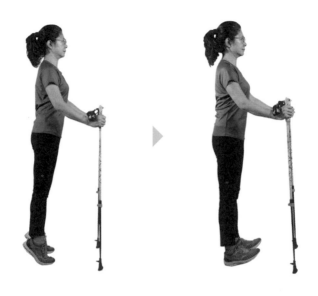

| 動作
重點 | 利用提氣將身體向上拉高，脊柱向上挺直，以鍛鍊小腿肌群。時間拉長至 20 秒，初學者可以採用踮腳尖 15 秒、踮腳跟 10 秒即可。過程若面臨肢體不穩定時，請以雙手抓住杖，雙腳板速踩地，臀部往後、重心放低，恢復靜態起始姿勢。 |

四、健走後的舒緩運動

由於運動過的舒暢感受，使得運動後的舒緩運動常常被大家所忽略，但無論進行什麼樣的運動，在對身體進行過鍛鍊之後，都應該要讓肌肉及骨骼進行適當放鬆、舒緩。

舒緩運動的主要目的是讓肌肉放鬆，促進身體回復成運動之前的狀態。在運動過後體溫尚未降低的時候，進行一些伸展動作，不僅能夠增加肌肉和關節的彈性與柔軟度，也能降低運動後的痠痛程度。

1 　小腿肌群舒緩

1 雙杖向前支撐。

2 前腳腳尖翹高、膝蓋打直。

3 後腳膝蓋彎曲、全腳掌著地支撐、身體重心放低。

4 配合呼吸：先吸氣、吐氣，再慢慢將身體重心下壓。

5 吐氣下壓後，臀部往後伸展、抬頭挺胸繼續吐氣，倒數 10 秒。

6 完成兩次後，換腳再做兩次。

7 這個動作有助於舒緩下肢肌群與臀大肌。

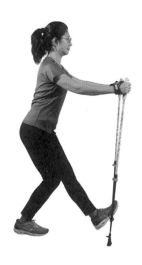

2　肢體旋轉舒緩

1 將健走杖置於後腰際橫放，雙手肘向前外彎支撐，將雙杖固定於腰間。

2 配合呼吸，先吸氣於吐氣時雙手夾杖，保持脊柱挺直不動往左旋轉 45 度。

3 繼續吐氣，倒數 10 秒鐘。

4 吸氣回正後，依照上述步驟向右旋轉，倒數 10 秒鐘。

5 左右各一次為一組動作，共做兩組動作。

6 這個動作有助於舒緩軀幹與上肢肌群。

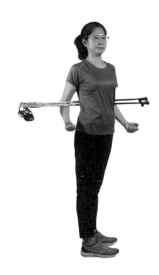

3　敲擊膽經放鬆髂脛束

1　簡易膽經穴道：環跳、風市、中瀆、膝陽關。

2　雙手由上到下依序敲擊上述四個膽經穴道。

3　每個點各敲八下為一個循環，總共敲四個循環。

4　這個動作可以放鬆位於大腿外側髂脛束，以減輕因髂脛束太緊，導致膝蓋外側疼痛及大腿外側肌肉繃緊。

5　敲擊膽經放鬆髂脛束要一邊數數，大聲喊出數字，切勿憋氣。

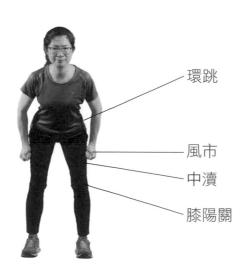

環跳

風市

中瀆

膝陽關

五、北歐式健走的運動原理

（一）手臂、肩關節與肌肉群連結產生槓桿功效

　　北歐式健走屬於全身性運動。由於兩手一前一後推動健走杖，有效運動上半身肌肉、骨骼，強化活絡背肌、腹肌、胸肌和手臂，促進心肺功能。運用適當的手臂擺動，手臂、肩關節與後背肌肉群連結產生生物力學槓桿功效，以肩關節為支撐點，手臂為施力臂，上半身後背肌肉群成為抗力端，由於手臂（施力臂）較長，在槓桿平衡上雙手施力點（雙手握杖及虎口壓腕帶）反而使用較小力量，即可將身體往前推進，相較於一般徒手行走，

北歐式健走具有更好的運動效果。

（二）雙腳與杖輕點地面形成「金三角」，以維
##　　持平衡力

　　進行北歐式健走時需要挺直脊柱、放鬆肩膀、雙腳
穩健自然的大步邁進，健走杖先點地，前腳腳跟接著著
地，後腳打直。腳墊落地的推點及前腳的腳跟、後腳尖
之間偏外側，形成三點一平面穩定平衡的金三角（三點
成一平面在力學上屬於最穩定的平面），健走杖落地同
時以手掌虎口透過壓腕帶產生向後推力，以反彈力順勢
往前拉，提升鐘擺與槓桿功效。

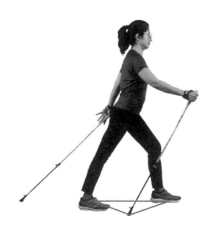

（三）雙臂前後自然鐘擺慣性運動

北歐式健走藉助兩支手杖，往前擺至與他人握手的位置（小於 75 度），手肘微彎；往後鐘擺甩動手臂（小於 45 度），強化慣性功效。相較於慢跑，北歐式健走能有效避免體重所直接造成的重量負擔，減緩對膝關節和踝關節的衝擊。相較一般徒手走路，不用走得很用力就可燃燒熱量以及提高部分心跳率，促進代謝與循環。

（四）端正脊柱、身體重心點前進移動

持杖點地瞬間，脊柱因為有很好的支撐而容易挺直端正。身體重心點在尾椎上一節（大致在肚臍的後面），藉由雙杖點地支撐瞬間，將身體重心點輕鬆快速轉移，再藉助雙杖後推力量，將身體送往前（往前推進），最為省力。

六、準備開始進行北歐式健走

（一）誰適合北歐式健走

　　從北歐式健走的歷史發展可以看到，大部分人都很適合從事這項運動，除了維持及增強肌耐力、肢體平衡協調力外，尤其是想要改善上半身肢體力量、促進新陳代謝與循環功能、燃燒更多的脂肪與熱量，也能降低膝蓋壓力或四肢疼痛、減少跌倒風險或走得更快速的人，都非常適合來參加這項運動。但是也有教練提醒，在不藉助外力下，有能力可以走路三十分鐘以上的人來學習北歐式健走更佳。

儘管北歐式健走在國外已經是相當流行的時尚運動，也能夠看到北歐式健走的越野競賽。但目前國內的推廣主要以休閒運動課程方式進行活動，而非競技競賽之激烈運動。實際在臺灣各地的推廣過程中，常常會遇到有人將健走杖當成枴杖，或是懷疑走路需要別人教嗎？但等到他們親自前來體驗走一趟之後，就能體會到北歐式健走為何屬於中高強度的有氧運動，其運動強度傾向是訓練而非單純的走路。

　　參加北歐式健走的學員，需要針對四肢活動力及肌耐力，逐步增強訓練強度，以減少肌肉流失。參加運動前可先填寫衛福部所提供運動前評估表格（例如：PAR-Q+），或提醒學員跟他的醫師討論，以確保安全運動的初衷。中壯年以上族群需要著重肌耐力訓練，在教練的帶領下循序漸進增強肌耐力及關節柔軟度，以提升中壯年時期逐漸降低的新陳代謝，並增強免疫力。另外，學員不分年齡都需特別注意四肢靈活度，如果肢體靈活度較不足者，建議先使用強調支撐功能的日式健走杖進行中低強度運動。如果學員有肢體困難，例如有長短腳

的情形，則需特別注意左右健走杖的高度必需不同，短邊腳的健走杖需相對調長，才能發揮平衡協調力及支撐輔助功用。某些情況，例如嚴重高血壓、嚴重心血管疾病、背部或手腕剛手術或嚴重後背痛、糖尿病（未控制）、癲癇、失智症或孕婦等，需要獲得醫師的評估與許可，才能從事北歐式健走運動。

（二）學習的時間要多久？什麼時候走最合適？

北歐式健走是一項有系統的運動學習體系，主要關注肌耐力的訓練，與平常徒手走路的關節使用習慣有許多不同，需要花費多一點時間進行練習，一般在學習時間達到八至十三週以後，就能熟練的運用基礎健走技巧，身體狀況也會有明顯改善與變化。

世界衛生組織建議成年人每週必須從事一百五十分鐘，也就是 2.5 小時以上的中度身體活動，兒童及青少年每天都應至少達到中度身體活動六十分鐘（1 小時）

以上，每週累積四百二十分鐘以上。如果因為忙碌無法經常運動，至少以一週三至五天、每天三十分鐘的運動時間為目標，分次累積完成運動，以維持健康身體狀況。根據這項建議，可以將健走行程安排在平日生活或是假期旅遊期間，以達到鍛鍊身體、維護健康的目的。

進行健走活動要避開用餐前後的一個小時內，一般來說在早上六點到晚上十點之間，是最適合的時段。但也有醫生建議，每天走路運動的最佳時間範圍是下午三

國民健康署對運動強度的區別，是依據身體在運動時感到吃力的程度換算成此時大約的心跳數作為判別。費力身體運動（High-intensity Exercise）：持續從事 10 分鐘以上時，無法邊活動，邊跟人輕鬆說話。這類活動會讓身體感覺很累，呼吸和心跳比平常快很多，也會流很多汗。中度身體運動（Moderate-intensity Exercise）：持續從事 10 分鐘以上還能順暢的對話，但無法唱歌。這類活動會讓人覺得有點累，呼吸及心跳比平常快一些，也會流一些汗。

點至晚上九點，其中又以晚上七點至晚上九點的時段最好。但我認為每個人的可利用時間不同，最重要的是要規律的持續運動，循序漸進、量力而為，養成方便又快樂的運動習慣，並持之以恆。

（三）北歐式健走注意事項

常見錯誤認知

（1）將健走杖當作枴杖、登山杖使用，沒有注意杖底的腳墊是馬蹄形或鞋子型狀有其特別功用。

（2）認為老人家需要支撐才會使用健走杖走路，不知道這是一項中高強度的全身性運動。

（3）認為只有身體虛弱才從事健走活動，覺得不用學習健走的技巧，未能體認到鍛鍊肌耐力的重要性。

常見的風險與傷害

雙腿可說是人類的第二個心臟，因此雙腿運動是促

進新陳代謝、維護健康的重要武器。在許多經驗中，我們可以看到一個人失去行動之後，要維持健康是多麼困難。因此在從事健走活動前，如果沒有做好暖身熱身運動，又貿然使力過當，可能會發生拉傷的情形。最常見的情況，是參與團體課程時急著想要跟上別人的速度，或是產生競爭的心態，想要跨大步伐，但走路的姿勢不正確（例如杖未落地，腳跟已先踩地），容易造成膝蓋受傷或腳底過勞，發生類似足底筋膜炎的症狀；或是雙手一直緊握健走杖而未能適當放鬆，使得雙手手腕、手臂發生痠痛的症狀。

避免風險和傷害的方法

（1）北歐式健走運動屬於中高強度休閒運動，一般非屬競技比賽。若有身體不適或慢性疾病，請經過專業人士評估再開始運動。

（2）尋找專業教練學習用健走杖的正確技巧與方法。

（3）前置暖身熱身以及訓練後的舒緩運動，是必要的運動項目。

（4）所有動作循序漸進、量力而為，不要跟別人比較。

（5）有紀律的運動，訂定運動目標，循序漸進。不要過度運動，也要讓肌肉適度休息，若讓運動變成勞動，反而對健康造成傷害。

（6）練習時不需刻意跨大步伐，等到行進技術逐漸成熟後，步幅跨大是自然的結果，因此不必刻意勉強。

（7）勤加鍛練關節柔軟度及持杖肌耐力運動，有助於提升運動效率。

（8）運動過程中有任何問題或不舒服，都需要立刻向教練提出，注意運動風險。如果是自行練習，請確認手腳姿勢或感受，進行適當調整後再繼續前進。

（9）找一群同伴大家一起揮汗運動，又可享受同好聊天、交流，彼此正面鼓勵、相互砥礪的社交效果，有利養成快樂的運動習慣。

（10）基本檢測有助於了解自己持續一段時間運動後的身心狀況，除了簡易的身高體重比「身體質量指數」（BMI）、血壓量測，肢體柔軟度（例如坐姿體前彎）等項目外。每年至少要健康檢查一次，或者利用「身體組成（Body Composition）評估」

的 Inbody 檢測、腦年齡檢測（例如 CogMate 檢測大腦記憶力、專注力、反應速度、視覺學習思考、判斷），對自己的身體狀況進行檢測與評估，覺察問題後，以便後續進行調整或加強。檢測後的追蹤、調整與改善措施，比知道檢測結果的數據更為重要。

七、成為北歐式健走的教練

　　北歐式健走引進臺灣之後，隨著各種活動推廣，有越來越多人加入北歐健走的行列。在我的學員中，有很多人不只參加了一兩期課程，接受教練的指導，甚至希望取得認證成為北歐式健走的指導人員。為了因應這些需求，位於芬蘭的北歐式健走聯盟（ONWF），也積極向全世界推廣北歐式健走認證課程，證照資格共分為三個等級：初階──領導員，銅質會員；中級──指導員，銀質會員；高級──教練，金質會員。

　　目前在臺灣則是由獲得 ONWF 授權的臺灣運動學

會（Taiwan Exercise Association）所屬「臺灣北歐式健走學院」，提供金銀銅三級證照所需的培訓課程以及證照授予，讓臺灣的學員可以在地就近取得資格。透過專業教練的指導，以及課程研習協助取得認證的國際證照。他們在 2019 年引進 ONWF 的國際認證培訓課程，並翻譯與編撰 ONWF 北歐式健走教學手冊，增加最新的相關學術研究，與提供在地化教學方式以及示範，編成《北歐式健走全方位教學手冊》、《北歐式健走全方位指導與推廣手冊》，鼓勵與協助北歐式健走的愛好者取得專業認證資格。想要獲得認證的人，需要參加認證課程並通過檢測，才能獲得證書，並取得下一個階段的培訓資格。正式的認證制度也能讓大家知道，北歐式健走是一項國際認可、有規範、訓練系統的運動。

其中，「北歐式健走領導員課程，銅質會員」（ONWF Leader BRONZE Membership）的課程目標是讓學員更加了解北歐式健走相關知識，了解原創北歐式健走技巧，並且能教導一般民眾如何從事北歐式健走運動的技能及知識，成為推廣北歐式健走的領導員。銅級課

程內容包括：1. 北歐式健走起源與發展、2. 原創芬蘭北歐式健走、3. 北歐式健走的健康效益、4. 北歐式健走器材的知識、5. 北歐式健走常見的錯誤、6. 基礎原創北歐式健走技術、7. 北歐式健走健身操、8. 北歐式健走運動訓練。

「北歐式健走指導員課程，銀質會員」（ONWF Trainer SILVER Membership）的課程目標是要帶領學員了解原創北歐式健走多元運動「教學技巧」、學員分享辦理北歐式健走活動的案例及基本教案，讓學員「具備北歐式健走教學專業能力」，成為北歐式健走的專業教學者，能夠教導民眾如何從事北歐式健走運動。課程內容包括：1. 原創北歐式健走技術、2. 指導員的北歐式健走教學技能、3. 北歐式健走運動處方與課程設計、4. 北歐式健走多元性運動教學示例、5. 北歐式健走技術（影片動作分析）、6. 雙人健走杖運動、7. 彈力帶健走杖運動、8. 運動前安全評估。

今年「臺灣北歐式健走學院」也首次在臺灣舉辦金

質會員認證課程，對於想精進北歐式健走技巧的學員來說是一大幸事，以後要取得金質認證，就不用再費時費力前往國外參加訓練課程。

第四章
北歐式健走的益處與實例

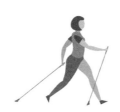

從國內外許多研究中，可以看到北歐式健走對於身體健康的各種好處，包括減輕膝蓋壓力、減少運動傷害、增加肌力與肌耐力、端正姿勢等，目前臺灣有關北歐式健走的研究，多半集中於討論北歐式健走運動與高齡照護、復健等課題有關，也得到一定的成果。而我在歷經三年多講座及課程的推廣經驗中，除了看到運動本身帶來的益處，也看到因為課程、活動設計對學員產生的影響與改變。這些特點可以從學員的故事中得到印證。

一、大部分的人都適合參與北歐式健走運動

　　許多進入中年、樂齡的學員在接受訪談的時候表示，北歐式健走是很好的運動方式。過去他們因為忙碌的工作、生活壓力沒有養成運動的習慣，直到退休或是感受到體能衰退，才驚覺運動的重要性。尤其是久坐缺乏鍛鍊造成的肌耐力不足，直接導致行動能力的衰退，對於許多人來說，走不好、走不久，乃至於無法走路，就是年紀漸長之後最大的噩夢。但因為對年齡、體能、運動傷害的擔憂，他們可能會懷疑自己是否能夠選擇登山、跑步或是其他強度較高的運動項目？自己的身體是

否能夠承受這些運動的刺激？由於北歐式健走是以持杖健走的方式進行運動，減輕了膝蓋負擔，正確的使用健走技巧也能避免受傷，反而沒有那麼高的運動風險，更不用冒險追求挑戰極限。

　　因為管理風險的問題，有許多行動較為困難的學員無法參加社區大學的運動課程。我也曾經遇到過一兩位這樣的學員，經過再次確認他們的行動能力和健康狀況，並和他溝通上課準則之後，就決定讓他們加入課程，但授課中仍然需要特別留意他們的安全情況。其中有一位同學曾有過中風的情況，雖然能行走但步履緩慢，在他太太的陪同下參加了健走班，經過兩期課程之後，過去曾經跌倒過的路途已經能夠順利的走完全程，並且獲得全班同學的鼓勵。課程一開始，他始終跟太太一起健走，隨著他行走的狀況越來越進步，太太也不需要時時刻刻都跟著他，隨時注意他的狀況，有時候甚至能夠看到他在助教的關注下賣力的獨自前進。這樣的學習歷程中，讓人看到人跟人彼此的包容和扶持，也是很美好的互動。

目前執業中的羅小姐是一位律師，非常喜歡上「士官長健走課」、參與健走活動。她說自己剛開始練習持杖走路會覺得害羞，但上過幾次課之後，就產生了信心，姿勢也越走越好。提到健走帶來的影響，她說自己的肩膀比較容易僵硬，開始運動半個月之後，情況就獲得改善，並持續至今。因為在健走課程中，我會要求學員運用肩膀肌群帶動手臂，藉由這個動作來活絡肩頸跟背肌，又不會太過激烈，一般的走路因為強度不夠，所以對舒緩的幫助不大。此外，她說即使在沒有上課的時候，她也會在家裡自己操作士官長歸納出來的八式肌耐力操，透過「持杖肌耐力運動」來進行鍛鍊。她自己最喜歡肌耐力訓練，認為對身體健康很有實質的幫助。在練習過程中，她感受到深蹲、單腳站立這些動作對於肌耐力的幫助與訓練，以前她沒有辦法維持單腳站立的狀態，但現在可以單腳站立長達一分鐘。課堂上簡單易懂的內容、寓教於樂的方式，也讓她和學員們在輕鬆、無壓力的狀態下，自然而然的學會動作。

她認為熟練的持杖健走技巧讓人走得更加輕鬆自在，使力也更為輕省，而能夠走更遠的路。在上課的過程中一方面跟舊朋友一起學習、聊天敘舊，一方面認識新朋友，進而產生良性的人際循環，透過運動，集結了志同道合的夥伴。健走課程上豐富的內容設計，除了訓練學員的健走技術，也會帶領眾人遊賞大自然，傾聽大自然的聲音，在美好的環境裡把健走強度拉上來，將運動精神和大自然相呼應。活動結束後，學員們在群組與彼此分享感言，來自不同背景的學員在課堂上交流彼此的想法，這樣的活動讓人心胸更寬闊。

　　羅小姐提到在目前的生活圈中，有許多一起參與健走運動的夥伴。其中有幾位學員的年紀比較大，剛開始來的時候，連要在大安森林公園走一段路都覺得有困難，可是過了一個學期之後，她在另一個班看到一個走得很好、身姿挺拔的身影，結果就是這位學員，經過一段時間的課程訓練後他的身形變得完全都不一樣了。她說這樣的例子很多，同時她也會鼓勵其他學員帶著健走杖去步道健行，帶著課堂上學到的學理基礎進行自主訓

練，才能夠事半功倍。

　　已經是課堂助教的秋琴，提到自己從榮總退休後，在網路上看到北歐式健走這項運動，後來又找到社大開課的消息，配合士官長的授課規劃加入練習。除了健走之外，她也在練習並教授太極拳，因為她認為做運動不能只維持單一模式。一般會建議在修習太極拳的同時搭配學習伸展性運動，譬如瑜珈、皮拉提斯。但她認為健走是一種具有「立身中正」這項特徵的運動，健走時身體要持中端正，而打太極拳的身體要姿態挺立端正，兩者似有巧妙呼應之處。因為人在行走的過程中，有一股從脊椎支撐上來的力量，從尾骶骨推出去，健走的運動模式跟太極拳的肌肉骨骼運轉具有關聯性。

　　平時她會前往關懷中心，接觸到許多需要長期照顧的長者，於是直覺認為健走是個未來的運動趨勢。一開始她接觸到的是日式健走，因為不太可能期望關懷中心

的老人進行北歐式健走這項中高強度的運動。但如果是比較年輕的人要學習健走運動，就要學更有強度的北歐式健走。從自己的學習感受出發，她認為打太極拳多半在室內運動，健走活動則是要走向戶外，無論是在城市內的公園、步道，還是河濱綠地，能夠拓展自己的運動類型。當時秋琴想要學習健走的原因，是認為自己雖然有在教太極拳，但自己卻動得很少，所以把健走課程當作一個運動練習。但根據她的觀察，很多學員在練習北歐式健走的過程中，讓他的脊椎開始端正，上半身也恢復了挺立。另外一方面，當她學會了北歐式健走，也會在教太極拳或其他課程的時候，向學員介紹健走運動，說明日式健走、北歐式健走、登山杖的差異與運動原理，讓他們有更豐富的運動概念。如果有些學習太極拳的學生想要嘗試，或是覺得自己適合健走運動，她也會鼓勵他們學習北歐式健走，以調整姿勢與體態。對秋琴而言，學習北歐式健走不只是學習運動，更具有應用、社交互動的價值。

二、減輕膝蓋壓力，端正脊柱

　　北歐式健走的正確持杖先點地支撐，自然減輕膝蓋壓力，加上手腕力矩效果，雙手不用太用力就能促進脊柱端正。我們都知道脊柱端正，慢性疾病自然遠離。正確使用北歐式健走杖除了減輕膝蓋負擔、端正脊柱，透過前中後的各項運動技巧練習，對於放鬆肩頸及釋放背部壓力也有很好的助益。

　　在精品公司擔任主管的張小姐，因為經常出國認

識了北歐式健走。由於張媽媽原本就膝蓋弱，走起路來有氣無力、容易彎腰駝背，當她看到大安社大暑期班有士官長的北歐式健走課，馬上就說服媽媽一起報名，母女每週出門接受健走訓練。經過暑期班的訓練，加上張媽媽平常努力的自主練習，到了後期上課的時候，只覺得她簡直走路有風。期末結業需要檢視行進間基本動作時，同學們都覺得張媽媽怎麼這麼有精神，手持雙杖走起路來，脊柱挺直，精神奕奕！尤其，母女一起持杖健走，步伐整齊、速度一致，簡直就像一對姊妹。這個畫面一直烙印在我的腦海中。

另一位從經建會退休的學員趙小姐則是提到，因為自己工作壓力很大、健康已經亮紅燈而退休，之後開始學習健走，她認為課堂上寓教於樂的教學氛圍，讓人興趣高昂、歡樂無比。與她同班的學員多數是中高齡的退休人員，很多人都是上班一輩子、缺乏基礎的運動能力，但如果上課只有單純的健走練習又是很無趣的，課

堂上士官長帶領大家走訪近郊的各種步道、公園，有時還會進行抱樹、冥想、欣賞動植物等多元活動，在學習過程中還能認識志同道合的新朋友，經常和朋友在一起練習，互相督促彼此進步的過程都讓人充實又開心。

趙小姐認為應該要從基礎班練習基本動作開始，讓身體習慣維持正確的動作，出遊走路的時候才不會受傷。雖然自己練習健走的時間還不到一年，但經過持續上課、居家練習，她也感到身體健康有明顯的進步，上下樓梯的步伐也輕盈許多。她覺得學習正確的姿勢非常重要，經過專業的指導，就能夠知道使力的方式，也能保護自己的膝蓋。更提到練習健走最大的影響，她說像她們這種一輩子穿著高跟鞋的上班族，現在年紀漸長之後，膝蓋多少都有點怪怪的。過去她走到哪裡都要穿著護膝，經過健走運動的鍛鍊後，肌肉強度有了進步，也就不用時時穿戴。此外，經過訓練之後，自己也能從身體的感受察覺到走路的姿勢是否正確。

現在她走到哪裡都會帶著健走杖，因為使用正確的

雙杖健走技巧，全身的肌肉包括肩頸、雙臂、背肌、腹部、大腿等部位都會活動到。健走杖最大的特點是可以分攤膝蓋壓力，讓人的膝蓋可以用久一點、用老一點，目前她主要從事的運動項目就是健走，她的目標是每天要走八千步，並記錄每週達成的天數，用來督促自己。如果今天到了傍晚還沒有完成目標的話，自己就會帶著健走杖出門，到外面找個地方健走，並捨棄過去總是開車的習慣，改搭大眾運輸追求每日目標。這樣持續每天運動的結果是整個人看起來變得更加年輕。以前的朋友、同事看到都嚇了一跳，驚訝於她的模樣變得這麼青春、有活力，又很有精神。因此她一直向周邊的親友宣傳、推廣健走運動的好處。現在有五、六位同學，都是看到她的變化之後加入士官長北歐式健走的課程，她說大家都想藉著課程養成運動習慣、維持身體健康。儘管每個人都知道自己應該要養成運動的習慣，但因為種種原因只靠自己相當難以做到，參加了課程之後，遵循老師設計的課程內容進行訓練，不僅讓自己擁有確實的運動目標，又能在按部就班的鍛鍊中自然達到身心輕盈的狀態。

三、增強全身肌耐力，減少肌肉流失

　　自己開公司的學員小珍帶著媽媽一起參加了士官長的健走班，她說媽媽剛開始上課的時候已經超過六十五歲，長年都是家庭主婦，本身沒有運動習慣，活動都是以家務勞動為主。

　　為了讓媽媽走出家裡，她到處尋找合適的課程，希望陪媽媽一起上課拓展生活體驗。她提到自己是個喜歡上課的人，因為上課這個方式比較規律，在固定時間規律的進行計畫中的事情，所以就把目標鎖定為在地的運動課程。加上長輩對健身房類型的運動，既不熟悉更難

以適應，自己既然要陪著媽媽一起上課，當然要選個自己也感興趣的活動，於是找到了汐止社大的士官長北歐式健走班。

珍媽提到自己長年以來都是家庭主婦，平常的活動就是買菜做家事，雖然過去會在朋友邀約下一起去爬山，但沒有養成運動的習慣。當時的她相當缺乏運動，沒出門的時候就是在家裡看電視，連起身都覺得腰、腿缺乏力氣，腳也伸不直。女兒聽到自己的身體情況之後，就決定幫忙報名參加健走班。一開始上課，珍媽也不知道自己到底能不能走、能走多久？經過一年的課程訓練之後，她覺得自己的腳比以前有力，身體也更健康、有精神，肌肉的力量被練出來，各種肌肉無力的症狀也獲得很大的改善。

小珍說，因為媽媽深刻地感受到了身體的變化，所以很有動力持續參加課程。現代人工作繁忙，平常的生活就是坐著上班，運動量也不夠，儘管健走是個相對溫和的運動，若能夠持續且規律的進行健走運動，也是一

種很好的活動。加上北歐式健走會使用雙健走杖，更能夠幫助進行全身性的訓練，看似溫和其實胸腹腰背等部位都有練到。在今年的日本旅行中，小珍幫媽媽帶了健走杖一起出遊，並且順利完成旅途。她回憶起在第一期課程上到第六堂課的時候，學員們跟著士官長走過基隆河左岸河濱步道，一堂課走下來累積的路程也將近七公里，同學們還不停的稱讚鼓勵珍媽順利走完這段路；經過兩年的課程訓練之後，珍媽竟然可以在一次課程的時間內，跟著大家走完十二公里，而且一路上走在隊伍的前頭，真不可思議！

這些經歷讓我想起珍媽第一次參加上課接受訓練時，雙手、雙腳因為肌肉流失所以容易無力、疲倦，加上行走的姿勢同手同腳、平衡協調力弱，看起來相當吃力。但隨著一週一次的課程，以及參加輕旅行健走的訓練，加上有女兒的陪伴、同學相互鼓舞、聊天支持，使得她沒有放棄健走運動。現在上課的時候，珍媽常常一馬當先走在隊伍前方。

小珍強調，要找回流失的肌耐力及肌肉，並非一蹴可幾，而是需要時間進行訓練來讓身體恢復機能。試想自己這幾十年的忙碌和忽視，導致身體肌肉流失、肌耐力衰退，怎麼可能在短時間內就完全恢復原來的機能。她和家人過去看到媽媽坐在沙發上，因為肌耐力不夠而站不起來，後來又慢慢變成不想起來的無奈。只要家裡有位沒有運動習慣的長輩，就很容易想像得到這樣的情況。然而看到了這些讓人振奮的畫面，看到了媽媽可以輕鬆走好幾公里的雀躍與快樂，也讓身邊的人同樣感覺很興奮。

　　在課堂上，我常常提醒同學「肌耐力的維持與提升」是人生下半場的重點工作。由於北歐式健走運動會使用到全身 80% 以上肌肉群，是中壯年以上民眾用來增強全身肌耐力的好方法之一，也希望同學們能夠積極參與努力練習。

四、提高肢體穩定，矯正走路姿勢

　　林大哥伉儷從工作退休後一起參加北歐式健走運動，透過課程開始之前的簡易身體檢測，才發現原來自己上下肢體的穩定度、平衡及協調力很弱。在此之前忙於工作沒注意到身體的保養，三、四十年後從忙碌的工作退下來，反而發現自己身體的平衡及協調力原來這麼弱，連一般持杖練習時看似簡單的動作「左腳出、右手前擺」都練不好，動作卡卡的相當不順暢。幸好兩夫妻非常積極樂觀，也清楚的知道每週至少健走一次的重要性。經過幾次課程的檢視及練習，找出身體目前的弱點，針對肢體穩定、平衡協調力進行訓練，重新找回身體覺

知，順利改善了上下肢體協調性及身體穩定度的問題。林大哥伉儷對於自己的進步充滿歡喜，除了幾次因為重要事情而請假之外，他們從來不缺課。從他們的經驗中，可以看到北歐式健走這種持雙杖行走的運動確實可以提高肢體穩定、平衡協調力，增進日常生活的活動能力。

　　小梅姐平常走路會拖著步伐邁不開腳步，因為左右使力不同而產生動作不對稱的情形已經持續了多年，所以她相當有危機意識知道自己禁不起跌倒。剛開始參加健走課程是由好朋友陪伴一起來上課，後來是自己搭計程車上課，目前已經進步到能夠搭公車來上課。儘管為了配合身體的動作，所以她的左右杖高度並不相同，但是經過練習了健走杖的正確使用技巧，讓她更有信心自己持雙杖到公園走走。不但矯正了走路姿勢，也大大增加了行走的安全性。

　　另一位八十八歲的顧大姐，是由在臺大當教授的女

兒主動幫她報名了士官長的北歐式健走課，經常是女兒載來上課，下課由媳婦載回家。有時候孫子在國外唸書回來，就陪著阿嬤來上課。使用雙杖讓顧大姐在行走的時候更覺得安全，另外，每週出門進行團體的健走練習、跟同學聊聊天，不但照顧到身體健康，心情也很愉快。

小梅和顧大姐幾乎是全勤到課，看到新同學剛開始走路因為姿勢問題而露出窘態的時候，兩個人就會像小天使一般的鼓勵新同學不要急，並分享她們進步的過程，讓新同學放心。持雙杖健走，不斷創造易於支撐及平衡的金三角成為一個穩定平面（左三角、右三角）持續向前進，這種科學的行進方式，自然增加了行走的安全性。

五、增進心肺功能，促進新陳代謝

　　現年六十三歲的學員小朱，在練習健走之前走路常挺不起腰桿子，平衡感也不好，體檢數字顯示有三高的情況，例行的體檢表上有五個紅字，顯示為異常。他參加士官長的北歐式健走運動課程之後，確實依照訓練菜單的要求操練：上課團練非常認真，從不缺席，非上課期間也勤奮練習「單腳站立及深蹲」的居家作業。持續練習三個月之後再次進行體檢，體檢報告結果顯示，僅剩一項異常邊緣，MCH：35pg（平均血球血紅素正常值26-34），問題並不大，另外四項數值皆已呈現正常數字，其他多項數據也變得更好，而且走起路來也較不會氣喘吁吁，是透過健走運動變得越來越健康的學員之一。

八十一歲小玉是廚藝美食家，因為更年期的關係從五十歲開始運動，之前從事的運動主要是羽毛球、網球等各種球類活動，之後接受醫生的建議透過游泳改善更年期症狀。後來她在電視上看到報導，有位醫師介紹患者從事雙杖健走的運動，她感到很有興趣想參加課程卻一直報不到名。某天在中正紀念堂散步，看到士官長帶領同學在練習雙杖健走，她趕緊追上去詢問怎麼報名參加，後來就找到大安社大報名下一期的課程，目前已經上了一年半的課。

　　她說在這個班上看到很多人說自己頸椎、腰椎不好，她就鼓勵這些同學跟著士官長繼續學習健走。她說起自己的經驗，提到自己在持續走了半年多後就感受到健走運動的好處，儘管她的身體一直都很好，在經過健走訓練後下半身的力量也有所進步，膝蓋和雙腳比以前更加有力，所以她就持續跟著士官長上課。相較於其他的運動，健走很容易上手，只要能走肯走就可以獲得健康。

小玉認為隨著年齡增長，人的體能會發生變化，能做的運動也不一樣，太激烈的運動很難從年輕到老一直繼續從事，但健走的強度自由、運動傷害的風險也低。不管到幾歲，都可以繼續進行健走運動。她覺得這個課程對於老人家或一般中壯年人，尤其是經常坐著、打電腦的人特別有好處，因為雙杖走路可以讓人挺胸抬頭，她覺得應該要從年輕的時候就要跟著士官長去健走。關於健康，小玉說她喜歡自己健康，也希望大家也都健康，如果上了年紀的人保持健康的身體，就不會成為家人的累贅，他們的兒女也會很幸福；如果全體國民都很健康，國家的財政負擔也會減少。她說自己在歐洲看到許多長者會去健身房，也有很多人參與北歐式健走運動，表現出對健康的追求，唯有保持運動的習慣才能維持良好的健康，所以更要鼓勵在臺灣的每個人都走出來、多運動。

六、加大步伐及速度，活絡腦神經迴路

根據相關的研究顯示，善用北歐式健走行進間技巧，行進的步伐（步幅）會自然加大，而走路的步伐加大，能夠刺激腦部與腿部之間的神經傳導，促進並活絡腦神經迴路，提升整體的健康情況。

住在青年公園附近的小蘭姐，以前徒手走青年公園一圈就會氣喘吁吁、相當疲累，在接受了北歐式健走的訓練，熟悉健走技巧並開始注意呼吸調節以後，現在在公園健走兩大圈都能健步如飛，不但步伐自動加大，還不太會感到喘，她很驚訝自己的精神越來越好，記性也

變得更好。運動帶來的這個好處對於中老年人來說尤其重要，走路的速度也會隨著增快，就以 2023 年春季週二上午班的二十多位同學為例，健走大安森林公園外圍的兩公里紅土步道一大圈，全體學員大約是在 28 分至 30 分鐘內完成，到了第十八週結業檢測的時候，全員竟然都在 23 分 50 秒至 26 分鐘內全部完成，甚至到了 2024 年春季班時只花了 22 分 20 秒，打破 PB ！

目前已經七十多歲的淑珍，過去因為暈眩、身體虛弱的關係，走路緩慢無力，行走需要仰賴助步車或輔助杖。她提到過去推著助步車行走的時候，看到坐輪椅的人，她的心裡就忍不住擔心起來，因為她知道自己的健康情況如果沒有好轉，接下來就換她要坐輪椅了，所以她迫切的需要增加自己的行動能力。

平常她多半是在住家附近的小公園散步，有幾次在大安森林公園閒坐，遇到士官長健走班在練習持雙杖健

走，這隊伍裡面許多學員看起來跟她的年紀差不多，甚至有人比她的年紀還大。她的心裡充滿了好奇，於是在旁邊觀看了幾次，看著大家一起運動、開心聊天，感覺充滿朝氣，終於鼓起勇氣向士官長詢問：自己的腳力很差、走得很慢，但能不能跟著大家一起上課？在觀察她的走路情況後，雖然我有點擔心她的狀況，但仍然爽快的回答沒問題，我們會等妳。加上她又表示自己家就住附近，如果真的跟不上無法上課，自己可以就近回家。

剛開始，淑珍走得很慢，沒辦法走完一圈公園紅土步道，可能走到一半就走不下去必須回家休息，但她說同學和老師都很有愛心也願意等待她的腳步，這讓她覺得很不好意思，於是開始積極練習，持續的慢慢練習直到能夠走完一圈，腳也變得更有力氣，逐漸能夠跟上士官長帶領大家繞公園一圈的課程。從課程一開始不僅需要放慢健走速度，中途還需要休息，直到現在能夠不休息的慢慢走完一圈，這樣的改變真的讓人非常興奮。某次課程的中場休息時間，淑珍竟然沒有帶著健走杖，空手走到廁所又走回來，這次行動自如的經驗，不僅讓大

家刮目相看，就連她自己都嚇了一跳。上了一年半的課程以後，她的程度是從扶著助步車行走到現在可以跟大家一起正常受訓，能夠跟大家用一樣的速度來健走，整體進度也不會落後太多，她說這種進步帶給她許多希望和鼓勵。

在某次的課堂上，我預告下次的課程將要從「大安森林公園」走到「中正紀念堂」，她表示這條路自己已經很久沒有走過了，心情非常緊張。她跟身處國外的孩子進行視訊時，提到了這件事，孩子也表達了擔憂之意，希望她能向士官長報備當天的行程不要勉強，走到哪裡算到哪裡，就算坐計程車抵達終點也可以。但是到了課程當天，她努力的前進，走到信義路口的時候真的察覺到自己累了，打算招手叫車時，有兩位後面跟上的同學阻止了她，同學們一直鼓勵她慢慢往前走，陪著她一路走走停停，最後三人順利完成了這段路程，淑珍則獲得學員們熱烈的掌聲鼓勵。兩位陪伴淑珍的同學說，看到她在中途想要放棄的時候，就覺得自己不能丟下她，要跟她一起完成這段路程。走到中正紀念堂之後，看到淑

珍汗流浹背、臉色有點發白，於是她們馬上要她先喝水休息，再打起精神回家。後來她和孩子提起這段經歷，還把健走活動的照片傳給他們看，連孩子們都感到不可置信，認為媽媽的身體活動力進步程度太不可思議！

之後的課程中，士官長又宣布要從「大安森林公園」走到「中正紀念堂」再走到「植物園」，這次的距離比之前更遠了一些，她心裡更加害怕，因此徹底打定主意走到哪算到哪。結果同樣又有一個同學陪著她走完全程，雖然她走在全班同學的最後面，但終究是走完了全部路程，甚至還有體力在植物園到處走走逛逛，這樣的進步連她自己也難以想像，只是一個健走課程竟然能讓她走到這麼遠的地方。之後她把老師照的照片傳給孩子看，並且對自己更加有信心，一直持續上課至今。

開始健走訓練一年之後，淑珍參加了士官長舉辦的新竹尖石鄉馬胎古道一日遊，除了步道和山徑，其中有一段路程要拉著粗繩借力攀登向上，另一位學員就像大姊一樣全程陪伴著她，甚至牽著她的手走過各種難走

的路。淑珍說，儘管走到後面她的腿都軟了，但還是能夠順利走完全程，下山的時候她甚至哭了出來，因為這一生中她從來沒有爬過那麼高的山，當時的心情非常激動，她感受到自己心中堅強的意志力。後來她拿著這次爬山的照片給兒子看，她的兒子還是不敢相信，直呼媽妳怎麼可能走得上去？

經過這次的經驗，她也體認到一日遊的行程對於自己的身體來說還是太難了，儘管心裡覺得很可惜，但也需要好好傾聽身體的聲音。就像我在前面提到的，運動的主要目的是為了增進自己的健康、豐富生活體驗，而不只是挑戰身體的極限。所幸直到現在，淑珍還是會持續參加銀髮族的健走課程，每次在課堂上善意的和大家分享自己的故事與心得，鼓勵學員帶著年長的親友來參加北歐式健走課程。她跟同學們說，如果家裡有跟她一樣身體狀況的家人，就要讓他們盡早出來運動免得逐漸喪失行動能力，並鼓勵他們不要坐上輪椅。

從體弱、雙腳無力到現在可以一個人走路，淑珍說

自己現在出門會帶著健走杖，不需要仰賴助步器就能自由行動，在健走班上也有志同道合的朋友督促她繼續努力，不僅變得更加健康、生活也更多的期待和希望。定居國外的孩子們為了了解母親的身心狀況和母親有更多互動，常常會買書給她看，跟媽媽視訊召開遠端讀書會，要求她向孩子報告讀書心得，因為練習健走使得身心健康有所改善之後，邏輯思考及記性也變得好很多。孩子回國陪媽媽的時候，還會派出小孫女陪奶奶走路。她現在的生活主軸是一邊看書一邊跟著老師上課，追求身體和心理兩方面健康，維持更舒服的生活品質。

七、加強行動能力，輕鬆登山、
上下階梯或緩坡

　　熟練使用健走杖上下階梯或緩坡的技巧，可以充分發揮健走杖功能，讓我們不論是上下階梯、面對上坡或下坡路段，可以輕鬆登山健行。最近幾位同學在學習了健走技巧之後，在登山活動中感覺到自己的身體狀況有了有明顯進步。

　　小玲在 2023 年五月分前往攀登玉山主峰，靠著使用雙健走杖成功登頂，同年六月分又順利完成合歡山主峰、東峰及北峰等登山行程。小蓉在去年七月分去了一

趟大陸黃山旅行，隨身攜帶著健走杖前往當地。這是她頭一次爬高山，儘管黃山石階多，山勢上上下下，但隊友看她步伐輕盈、腳步如飛，還以為她有豐富的爬山經驗。回國後小蓉跟大家分享說到，還好之前有先上課，實際跟著大家練習健走技巧，才能夠輕鬆的邊走邊欣賞風景。阿娟則是在七月分到歐洲旅行時帶著健走杖走上少女峰，出國時她將健走杖裝在收納後背袋，但是航空公司讓她用隨身行李帶上飛機（可能每家航空公司規範並不相同）。除了在少女峰向上前進的過程，她說在法國南針峰下切藍湖時，也充分感受使用健走杖上下山坡的好處。而同年八月分，阿文帶著健走杖登上德國最高峰阿爾卑斯山脈的楚格峰，在當地縱使是夏天也可以在山上看到雪，是德國的滑雪勝地，唯一的冰川滑雪場。

另外一位學員小瑜，學習北歐式健走的時間還不到半年。辦理提早退休之後，她計畫好好安排日常生活，不要每天都待在家裡。為了追求健康身體的她，首先開

始的活動，是去爬鄰近郊山、騎腳踏車，之後在社大課程表上，看到士官長北歐式健走課程的相關介紹，覺得內容非常吸引人，於是就趕快報了名。開始上課之後，她很喜歡課程內容，上課的過程中感到很開心，因為能夠跟很多來自不同領域的人，共同參與這個活動。

　　儘管對她來說，基礎健走訓練是個相當溫和的運動，但她並不會覺得無聊，仍舊持續參加課程。她說這個課程最有意思的地方是認識新朋友，和不同背景的同學一起接觸大自然、認識新事物，透過走路看到更多的風景。

　　每次健走課走路的時候，我會要求學員盡量和不認識或不熟悉的夥伴結伴走路，讓學員間有更多交流，可以認識更多的新朋友。由於每堂健走課的上課地點都不一樣，而她上這個課的目的就是為了增加生活體驗，所以在不同的課堂上也能獲得新感受，我除了訓練學員們的健走技巧，也會向大家介紹沿途的生態環境，展開五官享受大自然，當自己一個人到山上看見這些景物，沒

有人可以分享、產生共鳴，但如果是一群人一起看到，即使只是個簡單的東西，快樂會被放大，樂趣也變得大不相同。

除了自己的體會，她也觀察到對於年紀較長的學員來說，北歐式健走帶給他們很好的鍛鍊，能夠給身體很好的刺激跟感受。她說這個班級裡有一些學員已經參加許多次北歐式健走課程，雖然課程的主要內容都是走路，但他們可以持續下去的原因，就是因為感受到身體各個方面的進步。像她目前的同班學員中有一位中風過的大哥，他說自己的身體狀況在參加課程過程中慢慢地越來越進步，現在可以比以前走得更久更好。其他也有遭遇過車禍的學員，在復健的過程中，走著走著身體狀況就好多了。她聽過很多這一類的案例，也不知道家人朋友以後會不會有這種情況，所以就想吸收各種經驗為未來做準備。

小瑜認為北歐式健走這個運動在臺灣還是一個很新的運動，需要建立更清楚的概念和認識，才能推廣給更

多的人。健走杖是一個輔助工具，可以用來支撐身體、分攤膝蓋的負擔，但並不是枴杖。雖然健走運動看起來鍛鍊強度沒有很強的感覺，但持續走、加速走、換條路，或是變換地形來走也能夠改變運動的強度，比如用手持健走杖的走法去登山，也能讓人感覺到喘、運動後的輕微痠痛。即便是課堂上在步道、平路進行健走，加快速度、加大腳步都能產生鍛鍊的效果。或許從年輕人的觀點來看北歐式健走，會認為自己還不需要從事這種藉由輔助工具支撐身體的運動，但她認為這些尚未退休或是還年輕的人參與健走活動，是提早儲備身體能力，為進入中壯年、樂齡階段做好準備。

目前小瑜還沒有帶健走杖出門的習慣，因為自己剛開始從事這個運動，對於很多事都很感興趣，她現在規定自己每天至少要走一萬步，但走著走著常常超過兩萬步（士官長提醒：日常生活中每天走到兩萬步有點多，要特別注意不要把運動變成勞動）。每週的健走課程就是非常專注在練習健走、認識同學，以及和其他人交流。她認為運動就是個正向循環，自己還沒有去做的時候，

心裡覺得困難重重，但現在只要跟著課程日復一日的執行，就會知道養成運動的習慣並沒有那麼困難。執行的方法是把運動當作每天必須去做的事，然後自然而然地將它融入在生活規律中。

「0403花蓮大地震」那一天，因為家住在二十七樓，小瑜感受到的震盪非常巨大，地震結束之後由於安全考量，管理中心關閉了電梯的使用，高樓層的住戶必須徒步在樓層間上下。當天因為上班和生活的需求，她和鄰居同樣都要爬二十七層樓梯到一樓，到了隔天她覺得自己一點事都沒有，但鄰居卻說自己已經鐵腿，而且痠痛的情況持續了三天之久。她認為是自己平常保持運動習慣所累積的身體能力，才讓她在這種情況下還能順利的活動。由於北歐式健走的運動強度為中高強度，對於肌耐力相當有幫助，她認為每個人最好能夠即早開始肌耐力訓練，因為等到肌肉開始流失才想要練回來就會變得困難重重。

小瑜參與課程的時間還沒有很久，剛開始走路的時

候還會有同手同腳的情況，經過相當的練習才習慣正確的節奏、角度和姿勢，但許多北歐式健走的技巧還沒有非常熟悉。因為接觸了這項運動，她購買了健走杖，除了課程訓練使用它之外，也希望能夠融入日常生活中，把健走杖的功能發揮到淋漓盡致。她的目標是以後帶健走杖去爬郊山。每次上完課之後，她都會在臉書分享心得與感想，看到貼文的朋友也會詢問健走相關資訊，因為他們之前並沒有看過這項運動，因此會感到疑惑，多用這兩支健走杖會有什麼幫助嗎？她向其他人講解這項運動是在行進的時候，兩支杖向兩腳中間外側點下去，雙手用一點力量往後推，再把身體往前一推，就能輕鬆的完成走路的動作。

目前小瑜仍是對北歐式健走運動充滿好奇與興奮的階段，她說或許等到自己的健走技巧更加熟練之後，她也會考慮參加認證，成為推廣北歐式健走運動的一分子，但她目前的計畫就是把這項運動好好學會、練熟就可以了。

八、團體活動、寓教於樂的練習模式，養成運動習慣

在越南工作多年的王大姐，退休回到臺灣之後，看見文山社大暑期班的招生宣傳，於是加入士官長北歐式健走暑假班至今。此外，她還選修了許多堂戶外課程，把自己的時間表排滿。她認為自己這種退休人員要在還能動的時候盡量動，所以要安排活動，逼著自己出門，這對於自己的退休生活也很有幫助。即使自己已經很熟悉北歐式健走的行進技巧，但出門上課跟大家一起走路，即便是去同樣的地方，也會因為身處不同的天氣，和不同的同學相處，而有了不一樣的感受。

她說剛開始上課的時候，自己對於拿杖走路這件事感到相當害羞，因為覺得拿杖的模樣不好看，所以初期在河濱公園練習健走的時候並沒有攜帶健走杖，而是用手杖來模擬動作。她認為健走也是走路的一種，只是強度、動作都更大一點，而在專業課程中她學習到伸展、核心、肌耐力、體適能這一類的概念，又在練習過程中記住各種肌肉的名稱，經過士官長的解說、示範，加上不停的練習，直到現在整個人的身體姿勢已經相當標準。這些訓練的主要目的是教她怎麼正確的使用力氣、省力的走路，慢慢加大步伐、加快速度，讓體能跟肌耐力逐漸成長。在進行爬樓梯、爬山這類比較消耗力氣的活動時，她更真切的感受到訓練效果。自己在向上前進的時候，藉助兩根健走杖減輕身體的壓力，走路也能走比較久。

　　她提到剛開始學習的時候，遭遇很多挫折，只覺得自己怎麼什麼動作都做不到，上課滿一年之後，就感覺到自己的動作逐漸成熟也更加有信心。之後她對於士官長安排的課程變化或是旅遊體驗都充滿興趣，因為這些

活動讓學員們的健走體驗變得更加豐富。她認為在只有一、兩個小時的課堂訓練中，許多技巧性的動作，自己沒有辦法完全領會，但每當她走在長路線或是山區那些有難度的道路上時，訓練帶來的熟練都讓她順利的走完全程，不自覺的就感受到技巧的重要性。轉折性的變化是士官長帶領的一次草嶺古道旅程，那次旅行她邀請了自己的姐姐，跟著大家走完全程，她在一階一階升高的步道上感受到呼吸的節奏以及姿勢的變化，深刻體會到身體的進步。

　　她和許多學員一樣，都很喜歡士官長規劃的一日輕旅行，透過旅行去走石梯、步道、郊山、草地各種不同的地形、路況，能夠在規律的課程中帶來新的刺激，也增添了許多趣味。一般的運動課程都是在做同樣的事，經過一兩年的訓練之後，很多人會開始覺得無聊，要怎麼讓大家保持興趣、養成習慣，則是我和王大姐都在持續思考的問題。

學習北歐式健走將近一年的陳小姐，以前工作的時候沒有養成運動的習慣，有時會到郊山健行，或者去公園散步。提前退休之後，為了發掘自己的興趣，她開始多方探索，也會多花一點時間在自己感興趣的運動上，希望給自己一點時間，讓身體變得更健康、生活更有趣，甚至可以從事幫助別人的事業。在安排生活的過程中，她認為社區大學是非常棒的學習場所，於是選修了很多課。接觸到北歐式健走則是在社區大學公民週的時候，她聽到士官長的演講也參加了體驗活動，之後才正式報名上課。

自己原本就會參加郊山健行活動，家裡本來就有登山杖，一開始上課她是在登山杖套上小腳丫來練習，直到上過幾次課之後，她覺得自己應該會持續上課、健走，就買了專用的健走杖。透過訓練，她知道拿著北歐式健走杖來行走，運動效率以及運動量都比不持杖行走來得高，消耗的熱量也更多。因此不只上課，連自己平常運動的時候也帶著健走杖，現在她吃完早餐以後，就會用北歐式健走的方式持杖在公園散步。

陳小姐的身體狀況本來就還不錯，但過去坐在辦公桌經常駝背，隨著年紀漸長，她警覺到如果再不運動的話，身體退化會更快，現在經過健走訓練，不但肌肉力量增加之外，更注意姿勢隨時挺起脊椎。她認為參加健走課的優點，除了養成運動習慣之外，另一個是能夠接觸人群，有時候跟士官長去輕旅行，無論是行程或氣氛都讓人覺得非常快樂，因為出遊的夥伴都是志同道合的人，彼此帶著同樣輕鬆的心情在休閒賞玩，士官長也很會帶領氣氛，讓人覺得自己像是回歸到小孩的狀態，心情非常快樂。

健走技巧越發熟練之後，老師也會鼓勵學員們參加認證，陳小姐本來就希望退休後自己能夠從事幫助別人的事業，但她認為自己在幫助別人之前，也要有些專業才可以。接觸北歐式健走之後，她發現自己很樂意跟有興趣的人分享北歐式健走，甚至教導他們學習健走技巧，所以就參加了北歐式健走銅、銀質指導員的認證，並獲得體適能健身C級指導員、樂齡健身教練的資格。除了健走之外，她說自己也很喜歡跳舞，喜歡隨著音樂

律動，目前正在上有氧舞蹈、旗袍舞的課程，也獲得了熟齡樂舞的培訓認證，非常期待以後可以教熟齡的人跳舞。

隨著臺灣邁向高齡化社會，很多年紀大的人都很擔心自己會因為缺乏運動而失去行動能力。有雙杖支撐減輕膝蓋的壓力，也有助於身體穩定的北歐式健走，對樂齡者來說非常友善，是非常適合熟齡、樂齡人士的運動。陳小姐說以前上班的公司相當重視員工的身心健康，經常安排相關的講習或課程，有一次公司請來講師教大家自己在家就可以練習、調整身體姿勢的伸展操，她看著台上的講師與助教，除了跟著他們一起拉伸，突然間覺得他們的工作非常有意義，也定下助人的志向希望自己能夠往這個目標邁進。因為是從事幫助別人的事業，當自己花時間在做一件幫助別人的事情，不僅自己能夠運動，心情也很快樂，且對於彼此都很有助益，是一件很有意義的事情。

退休後開始規劃生活計畫的呂小姐，在報名社區大學的健走課之前，先看到了由士官長帶隊為期三天的花蓮休閒度假活動，於是特別拜託朋友前來詢問，像她們這樣沒有學過雙杖健走的人，是否能夠加入活動。我雖然同意了她們的加入，但希望她們事先學習一些技巧，於是她們報名參加了短期體驗活動，對於北歐式健走留下很不錯的印象。在旅行的過程中，她說雖然自己沒有走得像其他人那麼熟練，但也不會跟不上別人的進度，這個情況讓她覺得很開心，也開始考慮活動結束之後加入北歐式健走課程。美好的旅行經驗，加上認識新朋友，以及跟大家一起去玩的快樂心情，回來之後她就購買了健走杖，再次參加了另一趟輕旅行之後，才正式報名參加社大健走班的課程。因為以前她也有健走的習慣，會在上班前找空檔一個人在操場、公園健走，或是在忙碌的生活中抓一個空檔去健走，但當時因為工作和生活的壓力，並不特別有心思享受這些樂趣，也沒有參加過運動團體或課程。

　　直到自己退休後透過健身運動認識了新朋友，又輾

轉接觸到北歐式健走，才引起她的興趣。她說自己本來就不是很封閉的個性，喜歡跟朋友聊天、講話，一起遊玩。在社大選擇課程的時候，雖然也有很多其他類型健走、走讀的課程，但她希望能以體能訓練為主，所以選擇了北歐式健走課程。她沒想到這個課程的運動強度這麼高，又相當有組織，既有運動訓練，又可以到處走走、賞玩休閒，這麼豐富的體驗是最出乎她意料的地方，也讓她越來越喜歡上課。

因為過去有過健走的經驗，她第一次看到持雙杖健走的時候就感到很好奇，心想不知道這是什麼樣的運動，正式開始上課之後才發現其中很有技巧，確實需要專業的訓練，才能清楚認識到姿勢、步伐、受力的原理，課程中上下階梯和緩坡的動作，也確實讓她感覺到健走杖的助益。儘管上課的時間還不長，但從專業的課程訓練中，她感受到自己想繼續求知、訓練的渴望。目前她還不確定自己是否會成為進行授課推廣的一分子，但希望能夠接受強度更高、難度更大的訓練。

第五章

規劃自己的健走行程

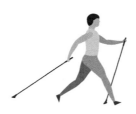

根據研究，身處自然環境對於人類的生理、心理健康具有相當的益處。當人們沉浸在森林環境中，欣賞山林景觀、享受自然的氛圍，能夠恢復精力、紓解日常生活中累積的壓力和疲勞。

　　不論是在森林吸收芬多精（Phytoncid），在瀑布、溪流吸收負離子（Negative ions），都對人體的身心平衡有益，尤其是遠離塵囂、走入山林後，更能感受到宜人的溫度。「芬多精」又被稱為「植物精氣」，是植物為防衛有害細菌侵入而散發的自衛香氣，人體吸收後不但能消毒殺菌、消除疲勞，也會刺激自律神經及安定情緒，它不僅不會殘害人體細胞，還可以促進人體健康，提升對疾病的抵抗力，是一種很好的自然森林浴療法。而「負離子」不僅可以淨化血液、活化細胞進而增強免疫力，還能夠調節自律神經，消除失眠、頭痛、焦慮等症狀。而森林、瀑布、溪流等自然環境中的負離子較城市更多，

走進這些地方自然就會感到心曠神怡的舒暢。

　　在推廣北歐式健走的過程中，除了在不同單位開班授課、舉辦單堂講座，我也會舉辦到戶外健走的活動。在自然環境中進行北歐式健走不僅可以持續訓練全身肌肉、減少運動傷害的風險。帶領健走課程或戶外旅行的時候，我除了注意學員們的健走姿勢、走路情況，也會配合環境適當休息，進行遊戲來練習手掌虎口抓握、張開腳趾頭，偶爾會進行抱樹或閉目聆聽寂靜的聽覺訓練，或是在大自然的美景中進行簡單的冥想、練習森呼吸、看雲（或溪水）漂煩惱，以及由遠而近或由近而遠的視覺練習等活動。

　　在健走過程中可以邊走邊欣賞路途中的風景，遇到喜歡的地方也能隨時停下腳步，仔細觀察不同的景物，帶領學員欣賞周遭的動植物。根據這麼多班級的授課經驗，許多一開始沒注意到的植物鳥獸，經過適當的提示

和引導以提升覺察力後，都能被學員的視聽感官一一發現和捕捉。經過幾次的訓練，學員們也能打開自己的眼睛和耳朵，讓視野越來越廣闊。這些學員多是習慣都會生活、投入工作、生活節奏忙碌的現代人，過去曾經被忽略的體驗，透過運動和引導得以再次打開感官，甚至將這次體驗到的覺察力帶回現實生活，發現朋友、同事或家人對我們的好。凡事察覺並接受自己的不足或不完美，懂得感念恩情，一切煩惱就隨風飄去、身心輕盈。

根據這些經驗，我認為北歐式健走非常適合作為旅遊行程中的一個部分，無論是當天來回的臺灣郊山、親山步道的一日健走輕旅行，兩天一夜或三天以上的運動度假，甚至出國健走旅遊。只要帶著輕便的健走杖，隨時都能在旅途中走上幾十分鐘，甚至一、兩個小時以上。

依照旅行時間的長短我將健走活動分為三種：

「**森呼吸**」是到鄰近的公園、步道、景點，進行二至三小時的健走活動，透過走路與呼吸達到身心狀態的平衡。「**輕旅行**」是以一天時間為主，選擇近郊的山林、海岸，一邊玩賞郊遊一邊活動身體。「**運動度假**」則是指兩天以上的過夜國內外健走旅行，攜帶健走杖到外縣市或是更遠的景點，遇到平坦、適合行走的路線就拿出健走杖走一段，根據學員們的經驗，不僅能夠比過去旅行時走得更久，疲勞的程度也不像之前那麼嚴重。

　　透過這三種類型的健走活動介紹，可以馬上開始計畫自己的健走行程，隨時隨地走起來。

一、森呼吸

　　活動時間約半天，通常是在單一地點或路線進行健走練習，由於沒有趕行程的壓力，可以專注在走路與呼吸的訓練中。

　　根據相關研究，進行健走運動可以有效降低體重、膽固醇，使其減少罹患心血管疾病之風險。目前在臺灣，常見的北歐式健走運動的訓練模式，多是以十二或十八週、每週一次、每次時間六十或一百五十分鐘的課程設計為主。上述的訓練模式能夠提高行走能力（步頻—步行速度、步幅—步伐距離），長期練習能進一步顯著改

善一般民眾的體能，尤其是中壯年以上整體的功能性、體適能提升，可做為規劃長期健走活動的參考。

　　根據這個訓練模式，我列舉了幾條位於臺灣北部的都市林和親山步道，尤其走在親山步道上，除了進行健走之外，還結合了自然生態體驗，推薦大家可以到這些地方進行「森呼吸」健走旅行。無論是往復循環的路線或是從頭到尾走完整條步道，都能讓人在優美的風景或環境裡得到身心的療癒。

「森呼吸」推薦地點

都市林

大安森林公園、國父紀念館、中正紀念堂、植物園、大湖公園、士林官邸公園、新生公園（典藏植物園）、臺北玫瑰園、榮星花園公園、二二八和平公園、青年公園、暖暖親水公園、暖暖運動公園、羅東運動公園，以及河濱公園（雙溪河濱、景美溪河濱、新店溪河濱、基隆河濱、大佳河濱及淡水河濱）等。

親山步道

大溝溪圓覺瀑布、和美山碧潭藍綠線步道、虎山環狀步道（虎山溪步道）、富陽公園及福州山步道、劍潭山綠色廊道、臺北小溪頭環狀步道、樟湖樟樹步道、關渡親山步道、中正山親山步道、天母古道、石碇淡蘭古道外按段、汐止新山夢湖、友蚋生態園區及石公潭、姜子寮親水公園及絕壁步道、大尖山風景區、七堵泰安瀑布、金龍湖及翠湖步道、陽明山二子坪步道、橫嶺步道、半嶺步道、坪頂古圳步道、新竹十八尖山步道等。

◎ 路線

大安森林公園的健走訓練（適合個人或結伴）

時間	90 分鐘
路線	大安森林公園外圍紅土步道，及信義路段
距離	2 公里
過程	在空地進行 10 至 15 分鐘的暖身招式與健走步伐練習，伸展全身的肌肉關節，確保身體已經做好健走的準備。暖身完畢來到步道的起點即可以起步行走，首先需要注意健走的姿勢與節奏，進入規律的健走節奏（例如每分鐘 100 至 130 步的中等強度）之後就能加大步伐、加快速度，提高運動強度，持續 20 至 30 分鐘。根據身體感受適時休息、喝水，進行一到兩輪健走活動。 在健走完畢，或兩輪健走之間，如果體力許可，可以再依照圖解進行持杖肌耐力操。完成全部健走行程、關節操、肌耐力訓練後，最後進行舒緩運動。

注意　　沿著大安森林公園外圈紅土步道和信義路段健走一大圈約兩公里，如果超過 30 分鐘才完成，則為低強度運動；若是 25 分鐘內完成，即進入中低強度運動的領域；若能在 22 分鐘內完成，已屬於中強度以上運動。

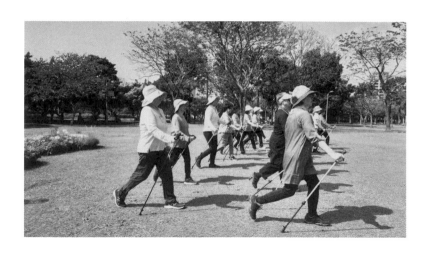

「汐碇路—白雲派出所」的健走訓練
（適合個人或結伴）

時間　3 小時

路線　汐碇路—白雲派出所

距離　來回 8 公里

過程　在康誥坑溪櫻花大道的周邊空地進行 10 至 15 分鐘的暖身招式伸展全身的肌肉關節，練習健走的姿勢與節奏，確保身體已經做好健走的準備。暖身完畢後沿著汐碇路往白雲派出所方向前進，由於全程都是柏油道路，路況相當穩定，大家可以根據自己的狀況適時加速或加大步伐，進行更高強度的健走挑戰。沿途注意走路和呼吸的節奏，適度喝水休息。

汐碇路到白雲派出所這段道路上空氣清新、風景秀麗，在健走的過程中不妨多觀察四周的動植物，打開自己的感官、提升自己的觀察力。每年四至五月的油桐花季，汐碇路

上飄落的油桐花也是不能錯過的風景，為了這片美景來到此地健走是讓人難忘的記憶。

　　白雲派出所舊稱「十三分出張所」，興建於日治時期，是新北市歷史建築，遺存的建物及格局配置保存大致完整，也是非常適合拍照留念的景點。作為健行旅程的折返點，可以在這裡的空地上進行關節操，為回程下山的路途做好準備。最後抵達康誥坑溪畔完成全部健走行程之後，不要忘記進行舒緩運動，加強伸展腿部肌肉。

注意　　沿汐碇路往白雲派出所前進的路線，將近80%都是有遮蔭的產業道路，道路平坦便於健走，但在上下坡度變化、路徑轉彎的地方，需要特別注意腳步與速度，避免跌倒受傷。

七堵至暖暖不用開車、親山近水的 森呼吸半日遊

時間　健走時間約 1.5 小時，若加上健走杖訓練及休息，全程約 2.5 小時。

路線　七堵車站─暖暖希望森林─自來水淨水場─雙生土地公─經雙龍橋 - 百年幫浦間─暖暖親水公園─暖暖車站。

距離　約 6 公里

過程　　從七堵車站出來後，在空地進行 10 至 15 分鐘的暖身與健走練習，伸展全身的肌肉關節，練習健走動作，確保身體已經做好健走的準備。沿著山間產業道路步行 3.2 公里到暖暖希望森林，沿途路況平穩、山區風景秀麗，可以適當拉高健走強度，到感覺有些氣喘的程度，沿途注意呼吸和步行節奏，並小心防曬、適時補充水分。在暖暖希望森林經過短暫的休息後，再輕鬆散步 300 多公尺到自來水廠。最後一段調整速度慢慢步行前往

終點——暖暖車站，路程大約 1.5 公里，沿途有雙龍橋、雙生土地公、暖暖親水公園等景點，可以適時停下腳步欣賞自然與人文風景，感受遠離塵囂的清爽與舒暢。完成全部健走行程後，依照圖解進行簡易舒緩運動，伸展今天運動到的肌肉與關節。

注意　此路段山區產業道路上的車輛較少，常常看到有人在散步或跑步，因此很適合在這裡進行北歐式健走訓練。而且不用開車，直接搭火車到七堵車站，在全程柏油路的產業道路上健走，沿途兩旁林蔭遮日，一路走到暖暖車站，輕鬆逛逛暖暖區景點、享受美食，再搭火車回臺北，是輕量級都會慢活健走路線，非常適合在早晨或下午近黃昏時刻來到這裡健走運動。

二、輕旅行

為期一天、不過夜的「輕旅行」，則是結合了一日遊與健走活動，配合規劃好的區域旅遊行程，在風景秀麗的景點拿出健走杖，邊健走邊欣賞風景，在大自然環境中享受運動、休閒兼備的旅程。

在輕旅行的推薦路線中，除了在單一的景點進行健走，也有鄰近區域中兩個或兩個以上景點的行程搭配，在推薦路線中以「＋」表示。除了適合健走的景點，也不能缺少那些讓人愉快的活動，在行程中加入自己喜歡、感興趣的美景、美食，或是其他的體驗活動，也能讓每一趟健走旅程變得更加豐富有趣。

「輕旅行」推薦路線

瀑布

十分瀑布＋暖東峽谷滑瀑、姜子寮絕壁滑瀑＋泰安瀑布、十分瀑布＋望古瀑布＋嶺腳瀑布、秀峰瀑布＋茄苳瀑布、烏來內洞瀑布＋信賢步道昇龍瀑布群＋福山部落、三貂嶺瀑布步道、三峽熊空雲森瀑布＋滿月圓瀑布步道、銀河洞越嶺、五峰旗瀑布＋猴硐坑瀑布、林美石磐步道＋五峰旗瀑布等。

溪流、湖海步道

情人湖環湖環山步道＋外木山情人湖濱海大道、冬山河生態綠舟＋梅花湖、龍潭湖＋望龍埤、坪林觀魚步道＋金瓜寮魚蕨步道＋九芎根親水公園、月眉人工溼地＋山豬湖、大溪慈湖步道＋百吉林蔭步道、羅東運動公園＋安農溪落雨松、新北投溫泉區步道等。

山徑、森林

象山南港山縱走、大尖山＋四分尾山、七星山 P 字環狀路線、東眼山＋小烏來天空步道、石門水庫＋

溪州山、桃園羊稠步道＋五酒桶山、翠峰湖環山步道、新竹關西＋馬武督探索森林等。

古道

橫嶺古道環狀＋坪頂古圳步道、草嶺古道＋桃源谷、坪溪古道＋象寮古道＋石空古道、陽明山魚路古道、渡南古道、侯硐＋大粗坑古道、跑馬古道、新竹馬胎古道＋內灣老街等。

古隧道景點

舊草嶺時光隧道（橫跨宜蘭縣、新北市）、舊五堵鐵路隧道（橫跨基隆市、新北市）、苗栗功維敘隧道（百年歷史彩虹隧道）等。

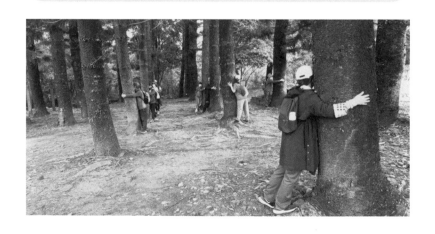

📍 路線

基隆情人湖、周邊濱海區域一日輕旅行

時間	1 天
路線	基隆外木山情人湖濱海大道、大武崙澳底海灘（金黃沙灘）、情人湖環湖環山步道
距離	共約 8 公里
過程	在濱海木道、涼亭或大頂棚下的空地進行 10 至 15 分鐘的暖身與健走練習，伸展全身的肌肉關節，練習健走動作，確保身體已經做好健走的準備。準備完畢來到濱海大道的起點即可以起步行走，首先需要注意健走的姿勢與節奏，進入規律的健走節奏之後就能加大步伐、加快速度，提高運動強度。 健走過程中根據身體感受適時休息、喝水，欣賞基隆海岸依山傍海的景觀，如大海龜岩，透過觀察、瞭望遠處景觀讓平常緊張的眼睛肌肉獲得舒緩。在大武崙澳底海灘、情人湖環湖環山步道進行相同的健走活動，

能夠感受走在不同地形環境時的身體律動與施力強度，讓身體承受到不同的運動刺激。

完成全部健走行程後，依照圖解進行簡易舒緩運動，如果肢體痠痛、疲憊感較強烈，需要特別加強關節操伸展與舒緩。

注意　這個旅程除了走在熟悉的柏油路面和人行步道，也包括了沙灘、泥土的地面，在後兩種地面上行走，感受到的腳步重量、地面彈性都與前兩者大不相同，因此需要特別注意身體姿勢與持杖的動作。在不熟悉的環境中健行，更需要留意身體的感受與安全，無須急著加快速度或加大步伐。

草嶺古道芒花季一日輕旅行

時間	路線① 2.5 小時
	路線② 3.5 到 4 小時

路線	路線① 遠望坑親水公園—埡口觀景亭（來回）
	路線② 遠望坑親水公園、跌死馬橋、雄鎮蠻煙碑、虎字碑、埡口觀景亭、護管所、大里天公廟（慶雲宮）、大里火車站

距離	路線① 來回約 6.6 公里
	路線② 全程約 9.5 公里

過程	從福隆車站搭車前往遠望坑親水公園展開健走之旅，根據身體狀況與需求來選擇路線①、路線②的旅程。
	草嶺古道是北部著名景點，不管在什麼季

節都是遊人如織。我最推薦在涼爽的秋季前往踏青，因為此時古道上的芒花猶如波浪，隨風搖曳的銀白花海既浪漫又有些蕭索。

出發前在空地進行 10 至 15 分鐘的暖身與健走練習，伸展全身的肌肉關節，練習健走動作，確保身體已經做好健走的準備。百年古道上的健行是一場自然生態與歷史人文交織的旅程，沿著石階及原始步道行走，會經過許多歷史遺跡，健走途中除了注意呼吸與姿勢，千萬不要錯過跌死馬橋、雄鎮蠻煙碑、虎字碑等歷史景點，更能體會到與百年來的先民走在同一條路上的感受。來到古道的最高處──埡口，遠望海上的龜山島，一次滿足內心對山景與海景的渴望！同時也不要忘記休息和喝水。

休息完畢後開始下坡路段的健走，途經護管所來到大里天公廟（慶雲宮），這裡背山面海，遠眺海上龜山島的視野極佳，日治時期曾經在評選「臺灣八景十二勝」時被選為臺灣十二勝之一。

完成全部健走行程後，依照圖解進行簡易舒緩運動，如果肢體痠痛、疲憊感較強烈，需要特別加強關節操伸展與舒緩。

注意　因山區氣候不穩定，建議上山時採取洋蔥式穿衣法，並攜帶雨具或雨衣備用。

　　　草嶺古道的路程多為石階和原始步道，健走時要注意濕滑的情況，建議穿著防滑性較高的鞋子上山，注意腳步避免摔倒。

　　　旅程中請勿攀折芒花以免受罰，隨手將垃圾帶下山，遵守無痕山林原則，共同維護山林環境的整潔。

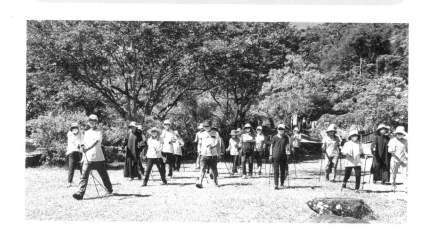

宜蘭武淵、冬山河、梅花湖一日輕旅行

時間	1 天
路線	武淵水火同源、冬山河舊河道搭電動船、梅花湖
距離	梅花湖環湖步道約 2.2 公里
過程	抵達武淵水火同源後，在周邊人工大草坪進行 10 至 15 分鐘的暖身與健走練習，之後赤腳在人工草坪上健走，訓練腳趾的抓地力，健行路線圍繞景點水火同源前進。這裡還有一座相當有特色的「大碗公溜滑梯」，無論大人小孩都喜歡，在重拾童年記憶的玩耍中，彷彿自己又變成無憂無慮的孩童。 既然來到宜蘭，當然就要前往冬山河。冬山河生態綠舟，是一座經過二十年整頓復育，才又重新開放的自然生態公園。搭乘冬山河電動船前進神秘水道，欣賞沿途的自然生態美景，公園內保留下來的原生植被，以

及棲息的候鳥構成獨特的動植物景觀。

抵達梅花湖完成暖身與健走練習之後，沿著環湖步道進行長達 2.2 公里的健走。梅花湖原本是一座天然蓄水池，以前被稱為「大埤、鏡湖」，因為湖的形狀像梅花的五片花瓣，所以改名為「梅花湖」。這裡可以一邊健走一邊欣賞碧綠的湖水和青翠的山巒，途中經由吊橋走到湖心島，在藍天碧水間暢享健走旅遊的樂趣。

完成全部健走行程後，依照圖解進行簡易舒緩運動，如果肢體痠痛、疲憊感較強烈，需要特別加強關節操伸展與舒緩。

注意　在不熟悉的環境中健行，需要特別注意身體感受與安全，無須急著加快速度或加大步伐。

三、運動度假

　　進行時間較久的長途旅行時，我也很推薦攜帶北歐式健走杖出行，不管是前往其他縣市旅遊，或是出國旅行，長途旅行的過程中難免會有需要行走較長距離的時候。如果在步行的時候採用雙杖健走的方式行進，不僅能夠端正身體姿態、減輕下半身壓力與疲憊感，更能提升旅遊的品質。由於運動休閒旅行需要配合旅行規劃加入健走行程，因此我將以過去規劃的旅遊行程，以及三位學員進行國外持杖旅行的經驗為例，來說明如何規劃一段屬於自己的「運動度假」。

福隆海灘兩天一夜健走之旅

時間　2 天

路線　Day1 暖東峽谷、十分瀑布、舊草嶺隧道

　　　　Day2 草坪健走練習、福隆沙灘、龍門吊橋

過程　Day1

　　從拉波波村開始，採小環狀路線沿步道開始健走，到了百年土地公體驗拉繩索過溪，沿著峽谷溪流森呼吸。在前往滑瀑的山徑繼續健走，經過一處木棧平地非常適合禪坐、冥想，在流水潺潺的森林中感受身心的平靜。

　　第二個景點來到十分瀑布，在充滿負離子的自然環境裡，持雙杖沿觀瀑步道健走，洗淨平日的塵囂。

　　第三個景點則是跨越新北、宜蘭的舊草嶺隧道，全長約 2.2 公里，正是宜蘭童謠「丟丟銅仔」中提到的「山洞」。平日可騎自

行車或徒步穿行，假日時因自行車較多禁止步行入內，想要在這裡進行健走活動需多留意。舊草嶺隧道內光線明亮、空氣清新，健走的步頻可配合隧道內播放的「丟丟銅仔」，走出快樂愉悅、輕盈自在的步伐。在這麼輕鬆暢快的氛圍中，回程 2.2 公里的路途，大家甚至只花費了 20 分鐘就順利完成，難怪有學員笑著說自己的腳步輕快的像是要飛起來。

Day2

上午先在大草坪上操練「北歐式健走」的各項技巧，腳踩草地、眼觀山海、耳聽海浪聲，在優美的環境中進行運動度假的活動。

在福隆沙灘上持杖健走，感受與平常不同的行走力量與肌肉運用，是非常特別的體驗。在沙灘上跳躍、冥想，更是與平常完全不同的經驗，在海浪拍打的規律聲中，靜下心聆聽周遭的聲音，專注捕捉各種細微的不同，展開極致的視聽饗宴。

除了在福隆沙灘上進行健走，來來回回的浪花也吸引著遊人前往踏浪，感受腳掌間海水與沙粒的流動，用平常被包裹在鞋子裡的腳趾進行抓握的動作訓練，彷彿解除了一切束縛。

旅途中每一天完成了健走、旅遊行程之後，可以依照圖解進行簡易舒緩運動，如果肢體痠痛、疲憊感較強烈，需要特別加強關節操伸展與舒緩。

注意　在不熟悉的環境中健行，需要特別注意身體感受與安全，無須急著加快速度或加大步伐。

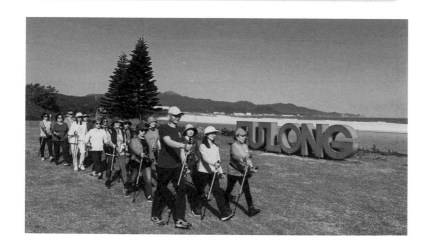

花蓮山海三日健走之旅

時間	3 天

路線　Day1　清水斷崖（匯德景觀步道）、砂卡礑步道、長春祠、七星潭

　　　　Day2　星巴克（水漾生態園區）、雲山水夢幻湖、馬太鞍溼地生態園區、林田山林業文化園區

　　　　Day3　新社梯田、親不知子海上古道、新機隧道、海崖谷、七七高地

過程　Day1

　　第一天主要行程是在「清水斷崖（匯德景觀步道）、砂卡礑步道、長春祠、七星潭」這些景點進行健走，根據手環紀錄總步數約為 13,000 步，總路程約 9 公里。

　　這一天的旅程中既能夠看山又能夠賞海，在匯德景觀步道上欣賞著清水斷崖的陡峻，

俯瞰太平洋，感受天地的壯闊；接著在太魯閣的砂卡礑步道、長春祠，欣賞峽谷地形中高聳山勢的威壓，感受到人類的渺小；七星潭的海岸美景，在海浪聲中更顯開闊。花蓮有好山、好水，是健走旅行的好地方！

Day2

　　健走小旅行來到第二天，悠閒漫步，歡樂健走！

　　這天的行程來到「星巴克（水漾生態園區）、雲山水夢幻湖、馬太鞍溼地生態園區、林田山林業文化園區」進行健走，總路程約8.3 公里，步數約為 12,000 多步。

Day3

　　第三天行程則是到花東縱谷，在高聳的中央山脈、海岸山脈之間進行健走，路線是「新社梯田、親不知子海上古道、新機隧道、海崖谷、七七高地」。在「親不知子海上古道」及「新機隧道」，大家齊唱「一同去郊

遊」，持杖跨步向前行。海浪聲是冥想最好的背景音樂，在面向太平洋的海岸邊，進行「聽濤冥想」的活動，進入和諧平靜的狀態。

海崖谷的坡度雖然略為陡峭，但藉助雙杖的上下坡技巧，就能夠一鼓作氣、呼吸平順的登上高處。這裡是著名的拍照景點，不要忘記留下紀念合影。

感想 這樣的行程是在 2024 年一月分由士官長和導遊帶領二十二位學員，前往好山好水的花蓮健走旅行，三天的行程既充實又健康，除了在山海之間不同的地形中進行健走，也見識到臺灣東部豐富美麗的自然景觀。

可惜回來之後不久，四月三日當地就發生了「0403 花蓮大地震」，強震侵擾之後當地受到嚴重損害，且災後餘震不斷，許多景點宣布暫時封閉。太魯閣國家公園受災嚴重，管理處宣布為因應重創的園區及周邊步道，將無限期閉園以進行修復。當時見到的美景或許因為地震產生永久的改變，只留存在你

> 我的記憶和照片影像中，世事無常的多變莫過於此，也提醒世人珍惜眼前的美好事物。

　　許多學過北歐式健走的學員，在體驗過持雙杖健走之後，就會嘗試在國外旅行中使用健走杖，以減輕身體的疲憊與負擔，讓旅途更為輕鬆愉快。

五十一天日本自助旅行

　　參加汐止社大「士官長健走班」的七十多歲學員吳大姐，經由女兒的介紹開始上士官長北歐式健走課程，經過為期兩年共四期的課程訓練，她感覺到自己的體力變得很好。現在她會持續每天練習健走，出去旅行也會帶杖出門。一開始只有自己在走，但隨著活動的範圍擴大，後來也把家人拉進來一起走。她說自己回到老家的時候，會和親友一起去杉林溪、東勢林場散步健行，他

們看到自己持杖走路的動作，也會因為好奇而想要嘗試看看。看到他們體驗過後充滿興致的樣子，她甚至自費購買了健走杖分送給親友。

今年她帶著健走杖跟家人到日本進行為期五十一天、從九州玩到東京的自助旅行。她說安排自助旅行的過程中，女兒會蒐集資料、安排要去的地方，先安排一個禮拜的行程，旅途中再決定下一個禮拜的行程，安排住宿、交通、景點等事宜。參考解說資料選擇旅遊景點的時候，她也會特別注意到關於路線、長度、地形等與健走相關的資訊，比如打算參觀一間很古老的寺廟，旅遊資料上特別提到進入寺廟前的路上有多達五百階的石階梯，她就會特別留意在走這段行程時隨身帶著健走杖，幫助自己完成旅程。她說在這五十一天的旅行中，因為有了健走杖的幫助，自己能夠走得更久更遠，有時一天甚至可以走一萬五千到兩萬步，對於她這個年紀的人來說實在是一大驚喜。來自同行女兒的稱讚更讓她開心不已。

高海拔稻城亞丁、西藏旅行

　　另一位學員趙女士則是經由同事介紹認識了北歐式健走，她說這項運動很適合自己這個從不運動的人，邁向每天運動的行列。退休之後她到社大參加士官長北歐式健走班，從零開始學健走，經過不到半年的訓練就覺得體能提升很多。她說以前還在工作的時候，自己並沒有運動習慣，身體很虛弱，爬一點山路就會喘，放假就只想休息或是做一些靜態活動。但在健走課程中，除了練習健走之外，寓教於樂的課程設計，也讓她體認到即使是出去玩也可以運動，所以她開始走到哪裡都帶著健走杖，並帶著健走杖去爬山，完成全身性的運動。

　　趙女士提到自己有個夢想是希望退休後能到西藏、稻城亞丁這些交通艱難的地方去旅行，她擔心如果自己沒有把身體鍛鍊好，就沒有辦法前往，甚至到了年紀再大一點的時候，應該也沒辦法去了，所以開始健走後就認真的鍛鍊身體。隨著課程強度一點一點提高，她健走的步伐從平地、郊山開始，直到登上了七星山，這個成

功經驗讓她對自己更有信心可以挑戰夢想。最終她在幾個月後順利前往稻城亞丁，並且帶著健走杖爬上海拔四千六百公尺處的牛奶海，看到難以形容的美景，完成了自己的第一個目標。有了稻城亞丁的經驗之後，她覺得自己更有信心可以繼續挑戰西藏旅行，但對於更高海拔的挑戰，心中不免感到擔心，除了進行身心狀態的自我評估之外，她也前往詢問醫生的專業意見，經過一番評估之後，醫生鼓勵她想去就去吧！於是在做足了萬全的準備後，她也在最近順利帶著健走杖完成了夢想的西藏之旅。

日走五小時的日本之旅

汐止社大的朱小姐帶著母親在士官長健走班上課已經超過兩年的時間。她說自己今年帶媽媽到日本旅行的時候，就特別幫媽媽帶了健走杖，其中有一兩天的行程要去比較遠的地方，經過估算一天行走的時間大約也要五個小時左右，對七十歲的媽媽來說是個很大的考驗。

和同班許多學員的經驗相似，有許多人因為以前的運動量不太夠，對於自己能不能走那麼久、那麼長的距離沒有信心，結果有了幾次上課經驗，跟著士官長做操練、加強行進間的健走技巧，不知不覺間完成了課程內容。在行進的過程中，士官長會勉勵大家已經走了多少公里，還剩多少距離就要完成了，就快要到目的地了，逐漸建立起學員的信心。

　　朱小姐在和媽媽做行前溝通的時候，媽媽聽到這樣的旅程計畫，也說當然要帶著健走杖一起去啊，有用有差。等到旅行進行到差不多的階段，走完比較長途的行程之後，她問媽媽會不會覺得這個行程很累，媽媽態度輕鬆的說還好啦，因為帶著健走杖，行動的時候就會很安心。她特別提到以前和母親出門的時候，媽媽總是會擔心自己走得動嗎、體能可以負荷嗎而有所猶豫。但是經過健走課程訓練之後，現在母親對於在拿著健走杖的情況下要走一、兩萬步的情況已經不再擔憂，反而充滿信心，母親這樣的轉變讓她感到非常高興。

結語
以「利他」為目標的人生下半場

　　從年輕時就熱衷運動的我，在過去的經驗中感受身體的極限，儘管心裡仍有著想要突破的衝勁，但受到年齡增長的影響也察覺到不能再一味操練自己的身體，這種模式並不能夠永遠運作下去。所以我在登山、跑步、健走等熱愛的運動項目之中，選擇了北歐式健走作為人生下半場的志業目標。

　　在這個人生轉彎的時刻，也要感謝我太太的鼓勵與支持，她看著我在本業走了這麼多年，如今遇到瓶頸，

與其困守在當時的處境中繼續衝撞，不如嘗試退休，另外走出自己的路。她認為我本身就很積極，也有一股傻勁，在不同的領域也一定能夠建立一方天地。之後又因為她的協助，我得以進入社大的體系開始北歐式健走的推廣工作，才有機會陸陸續續開設不同程度的士官長健走班，把同樣對健走有興趣的人聚集在一起，共同為這件事來努力。

從事北歐式健走的教育推廣工作已經三年多，隨著健走課程、推廣活動逐漸步入正軌。我和一些志同道合的夥伴，決定成立「飛熊 Fun 心運動協會」，宗旨是要「鼓勵民眾終身學習，推動多元休閒運動，實踐健康生活型態，增進國民健康，發揮互利共榮的社會價值」。協會工作內容包括：規劃及辦理運動相關課程，設計及安排各項類型運動，連結國內外休閒運動資訊，促進運動專業知能之交流與合作，參與社區服務及公益活動，促進社會共榮。

協會的組成是一個意外之喜，工作夥伴匯集了從以

前工作、念 EMBA，到如今因為健走課程而相識的諸多專業人士、退休人士，他們成為我推廣健康生活的夥伴，一環扣著一環成為我生命中的正向連帶，當人生走向下半場，還有這麼一群人跟我一起做開心又有意義的事情，這是我一開始沒有想到，如今又有充滿衝勁的目標。如果沒有這一群熱血夥伴的襄助，就沒有今日的我！

在「0403 花蓮大地震」之後，學員的大群組收到了一位來自花蓮學員的消息。這位洪小姐曾經到臺北學習北歐式健走，也帶了健走杖回家。她說遭遇地震之後，家裡的房子開始歪斜，行動不便的家人就依靠兩支放在家裡的健走杖，穿過滿地碎屑，在救難員破門協助下，身無分文的逃出來。親身遭遇的事件聽來讓人心情沉重，她卻用輕鬆又感恩的口吻述說這意外重生的機緣。於是我不假思索的允諾她，只要當地的情況穩定到一個程度，我會到她所在的故鄉提供完全免費的體驗課程。

當時我直覺性的提出這個回應，並沒有顧慮到時間、金錢的成本問題，我只覺得自己應該這樣做，因為

現在還沒有辦法為地震後的花蓮做些什麼，這樣的承諾對於喜歡北歐式健走的她或是花蓮可能會是一種鼓勵。考慮到我並不是在地人，也不完全了解他們的需求，目前我能想到的做法，是等當地的情況好一點後，再帶著同學去那邊旅遊、消費，促進當地經濟活動。回想起今年一月「花蓮山海三日健走」的美好體驗，在大地震之後美麗景緻或許已經很難回到以前。如果再組團前往花蓮，我們不是像以前一樣一味玩樂，現在輪到我們要給予鼓勵與幫助。當人生走到下半場，我腦中不自覺想起的多是這樣「利他」的念頭。

在一次帶著夏韻芬學姐跑步的時候，她跟我提到我的人生發展可以歸納為自助、人助、天助三者兼備。一個人的人生發展要先自助，找到自己的興趣熱情，與天賦，使其成為專業，並獲得勇氣、信心，在這個過程中廣結善緣，產生人際關係上的正向循環，才有機會得到人助，剩下的就是靠天助的好運氣和福氣。這其中我認為自助、人助、天助的比例應該是「自助 70%、人助 20%、天助 10%」，唯有自己盡力做好準備，和周遭的

人事物保持正面的關係，其餘的就交給老天爺。

　　我的人生下半場，希望人生最重要的五顆球：健康、工作、家庭、朋友、心靈，都能夠均衡、自在、圓滿，所以開始忙著「自利及利他」兩項實踐的斜槓生涯。在這個時間點成立協會，我認為是很恰當的時機，已經退休沒有太多壓力的我可以盡情投入協會工作。協會的性質不只有自助，還能助人，甚至為整個社會帶來正向影響的目標盡一點力。如果用運動的過程來做個比喻，只有自己一個人在做的運動，容易讓人很無聊，可是一群人一起動起來就會有更多樂趣，而且能夠走得更長遠、更遼闊。彼此豐富的人生經驗與生命閱歷產生交織，也充滿著無限想像空間。我的前半生在追求「自我實現」這個目標，如今已經感到人生任務大不同，想要實現的目標也不一樣，已經不再只是追求自我，所以我想要用自己的熱情、勇氣、信心，放開心胸去做更多的事，培養學員成為助教甚至是教練，成為推廣北歐式健走運動的一分子。成就他人將會是我接下來重要的人生任務！

健走計畫

 _____

時間

路線

距離

活動
規劃

事項

時間

路線

距離

活動
規劃

事項

北歐式健走筆記

_____

_____

_____

_____

_____

_____

_____

_____

_____

_____

_____

_____

身體文化193

活動全身肌肉，開始北歐式健走：
重拾肌耐力、改善行走能力，比跑步不傷膝蓋，
比走路燃燒更多熱量的全身運動

作　　　者—林士聘
動 作 示 範—賴貞嬌、賴虹蓁
編輯副總監—何靜婷
特 約 編 輯—邱芊樺
封 面 設 計—陳文德
內 頁 設 計—栗子
排　　　版—菩薩蠻電腦科技有限公司

董 事　　長—趙政岷
出　 版　 者—時報文化出版企業股份有限公司
　　　　　　108019 臺北市和平西路三段二四〇號四樓
　　　　　　發行專線—（02）2306-6842
　　　　　　讀者服務專線—0800-231-705・（02）2304-7103
　　　　　　讀者服務傳真—（02）2304-6858
　　　　　　郵撥——九三四四七二四時報文化出版公司
　　　　　　信箱——〇八九九 臺北華江橋郵局第九九信箱
時報悅讀網—http://www.readingtimes.com.tw
法 律 顧 問—理律法律事務所 陳長文律師、李念祖律師
印　　　刷—家佑印刷有限公司
初 版 一 刷—2024年7月19日
初 版 二 刷—2024年8月28日
定　　　價—新臺幣450元
版權所有・翻印必究（缺頁或破損的書，請寄回更換）

時報文化出版公司成立於一九七五年，
並於一九九九年股票上櫃公開發行，於二〇〇八年脫離中時集團非屬旺中，
以「尊重智慧與創意的文化事業」為信念。

活動全身肌肉,開始北歐式健走:重拾肌耐力、改善行走能力,
比跑步不傷膝蓋,比走路燃燒更多熱量的全身運動/林士聘著.
-- 初版. -- 臺北市 : 時報文化出版企業股份有限公司, 2024.07
　　面；　公分. -- (身體文化 ; CS00193)
　ISBN 978-626-396-480-8(平裝)

　1.CST: 健行 2.CST: 運動健康 3.CST: 戶外活動

411.712　　　　　　　　　　　　　　　　113008874

ISBN 978-626-396-480-8
Printed in Taiwan